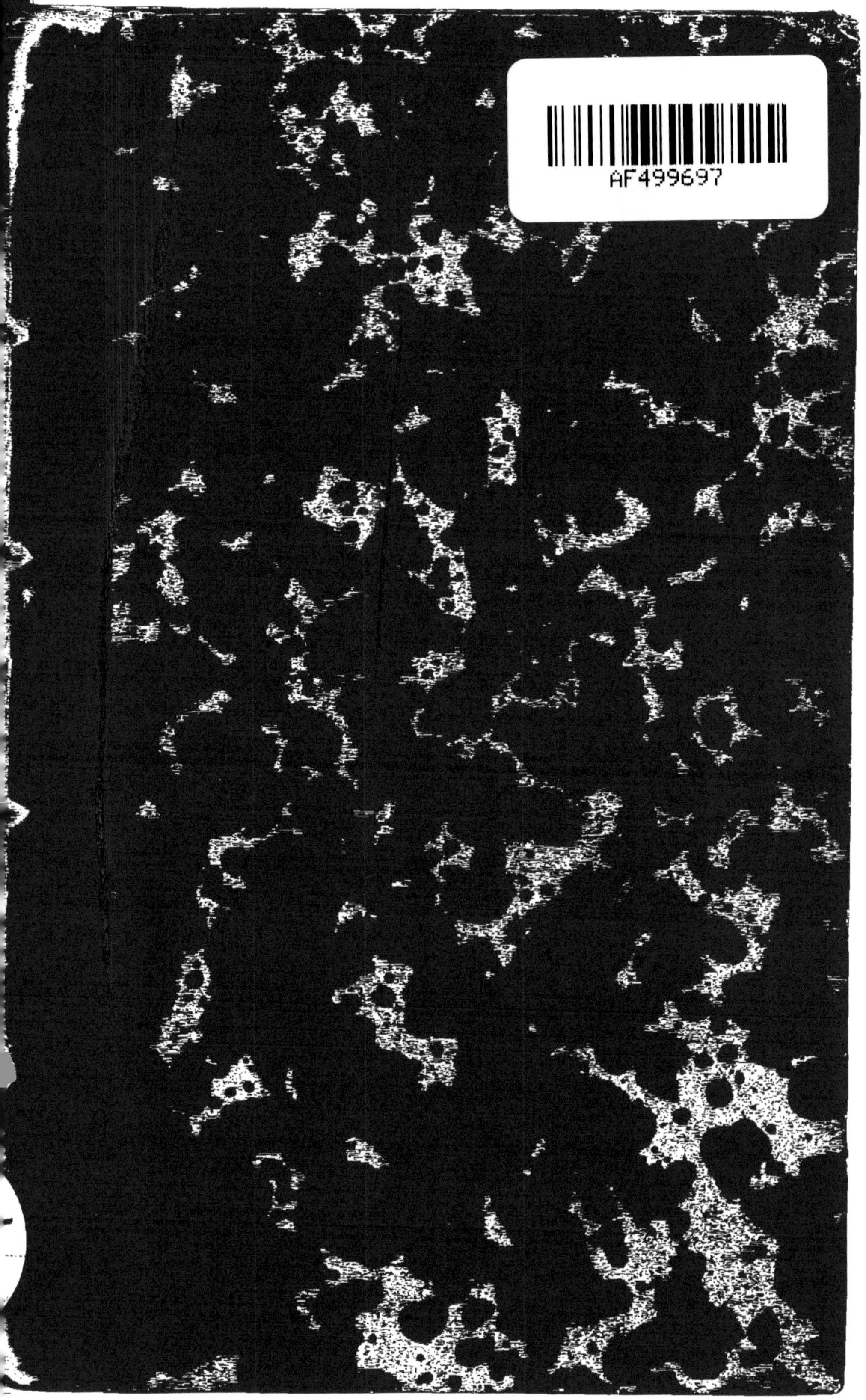
AF499697

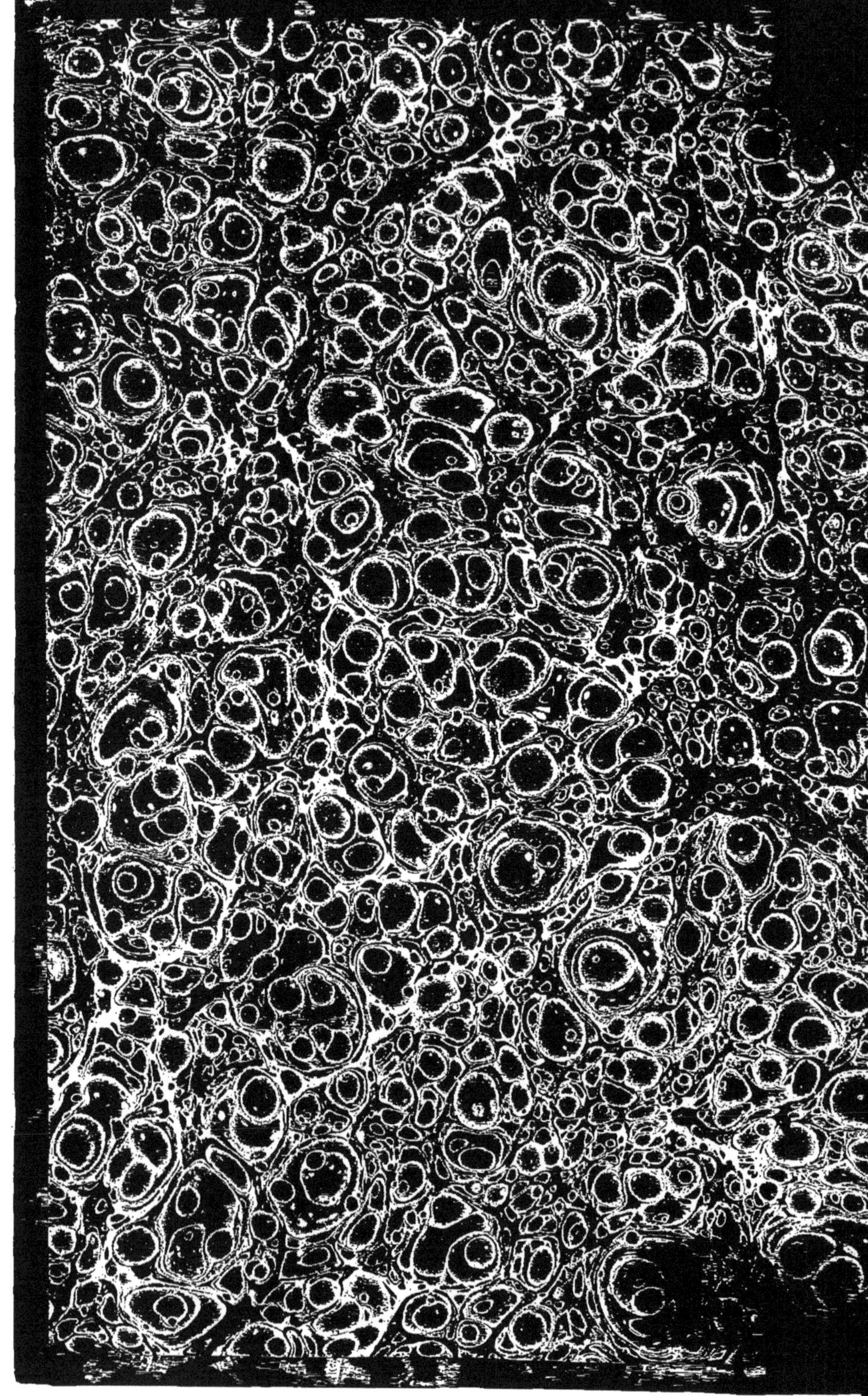

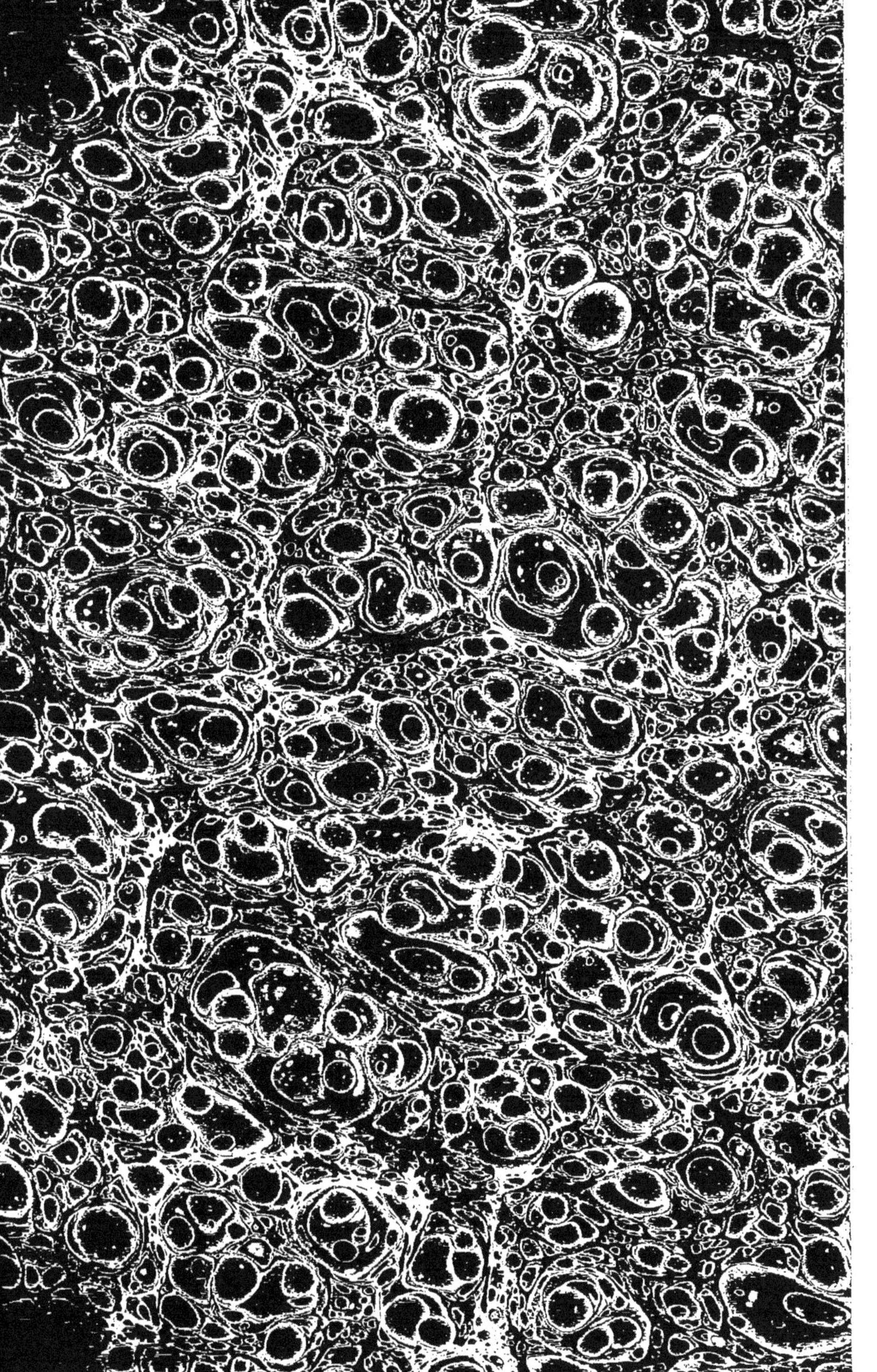

DES

SYMPATHIES

CONSIDÉRÉES

DANS LES DIFFÉRENS APPAREILS D'ORGANES.

IMPRIMERIE DE DONDEY-DUPRÉ,
Rue Saint-Louis, N° 46, au Marais.

DES

SYMPATHIES

CONSIDÉRÉES

DANS LES DIFFÉRENS APPAREILS D'ORGANES,

PAR PAUL REIS,

Docteur en Médecine de la Faculté de Paris, Médecin du Bureau de Charité du premier arrondissement, Membre de plusieurs Sociétés savantes.

> Ζύῤῥοια μία, ζύμπνοια μία, ζύμπαθέα πάντα.
>
> ΙΠΠΟΚΡΑΤ. Περι Τροφης.
>
> *Tout concourt, tout conspire, tout consent.*
>
> CABANIS.

PARIS,

LUGAN, Libraire, passage du Caire, N° 121.
GABON ET Ce, Libraires, rue de l'École de Médecine.
PONTHIEU, Libraire, Palais-Royal.
BOUQUIN DE LA SOUCHE, Libraire, boulevard St.-Martin.

1825.

PRÉFACE.

On conçoit, je pense, d'après le titre seul de cet ouvrage, que je ne compte parler ici que des relations vitales qui lient entr'eux les organes, et nullement de ces goûts, de ces penchans qu'on attribue à la sympathie morale. Ce sujet, qui appartient plutôt à la métaphysique qu'à la physiologie pure et simple, a été traité par Cabanis avec autant de sagacité que de profondeur; et c'est dans son immortelle histoire de l'homme physique et moral, qu'on trouvera l'explication la plus satisfaisante des phénomènes relatifs à cette matière délicate (1). Qu'on ne cherche donc pas ici de nouvelles discussions sur les causes et le mécanisme des rapports que l'individu

(1) *Rapports du Physique et du Moral de l'Homme*, t. II, dixième mémoire.

entretient soit avec les autres individus de son espèce, soit avec des êtres différens, soit enfin avec certains objets inanimés : l'étude aussi complète que possible des sympathies qui enchaînent entr'eux les différens organes de l'homme, voilà la tâche que je m'impose : on verra si je l'ai remplie.

Contre l'opinion de M. le professeur Roux, je crois devoir confondre *la force* ou *la propriété sympathique* avec le phénomène par lequel seul elle se manifeste ; et le mot sympathie me servira souvent pour désigner la réaction sympathique elle-même. Car pourquoi borner à la représentation d'un principe abstrait, d'un être idéal, une expression qui s'emploie communément dans un sens plus étendu ? Convenons avec Bichat que peu importe le mot, pourvu qu'on s'entende sur ce qu'il exprime (1).

---

(1) *Anatomie générale*, t. II, p. 687, édit. Maingault.

Depuis long-tems les physiologistes ont fixé leur attention sur les sympathies; mais aucun d'eux ne me paraît en harmonie avec l'état actuel de la science, si pourtant j'en excepte l'auteur de l'article qui leur est consacré dans le *Dictionnaire des Sciences médicales*. Cette lacune est d'autant plus sensible aujourd'hui, que les sympathies jouent, depuis quelques années surtout, un rôle des plus intéressans, tant pour le diagnostic que dans le traitement des maladies; et l'on peut dire à coup sûr que le médecin qui n'a point fait une étude approfondie des phénomènes de cette nature, ne saurait être jamais qu'un empirique aveugle et dépourvu de guide.

Telles sont les considérations qui m'ont engagé à rappeler l'attention sur cet objet important, et à tenter quelques efforts pour ramener la doctrine des sympathies au niveau des autres parties de la science de l'homme. Mais si j'ose espérer que mon travail puisse être de quelque utilité, je suis bien loin de prétendre m'en attribuer tout le mérite. Je m'empresse au contraire de déclarer que je dois beaucoup aux leçons et à la lecture des ouvrages de M. Broussais ; et, disons-le franchement, malheur au médecin qui, soit au lit du malade, soit dans ses écrits, jouit du fâcheux avantage de ne rien devoir à ce savant professeur !

La connaissance des sympathies repose entièrement sur l'observation des faits. J'ai dû en conséquence rechercher dans les auteurs ceux qui pouvaient convenir à mon sujet ; et si j'en ai parfois admis de peu vraisemblables, j'ai toujours eu soin de nommer l'observateur qui les rapporte, et de les présenter en même tems comme très-douteux. Au reste, les faits de cette nature que je n'ai point absolument rejetés sont fort peu nombreux ; et tous les autres sont tellement avérés, qu'on les trouverait peut-être trop connus, si leur authenticité pouvait être un défaut.

Malgré le soin avec lequel j'ai rassemblé les nombreux exemples de sympathies qui m'ont paru dignes d'attention, s'il en est encore quelques-uns qui m'aient échappé, j'aime à croire qu'ils ne sont ni très-importans, ni fort à regretter, puisque la plupart des relations sympathiques reconnues jusqu'à présent sont déjà, sans eux, étayées de preuves suffisantes. Et d'ailleurs qui saurait prévoir les nouveaux phénomènes de cette nature qu'on peut chaque jour découvrir entre certains organes ? car le sujet que je traite est trop neuf encore pour que je m'imagine avoir épuisé la question; mais aussi puis-je prétendre l'avoir éclairée, et l'on ne me refusera pas, j'espère, que le cadre dans lequel j'ai réuni les matériaux que nous possédons déjà ne soit également propre à recevoir ceux que l'observation plus attentive des faits, et les progrès toujours croissans de la science, pourront nous procurer désormais.

Après avoir traité des généralités dans la première division de cet ouvrage, il me restait à parcourir les divers appareils de relation, de nutrition, et de reproduction, de manière à les comparer les uns aux autres, et de reconnaître les sympathies qui les affectent. Ne pouvant, comme on le fait pour l'anatomie et la physiologie, les considérer isolément, j'ai conçu combien il importe de les rapprocher tour à tour, suivant un ordre méthodique; et ce n'est qu'après y avoir mûrement réfléchi que j'ai adopté le plan définitif de cette seconde division, partie essentielle de mon travail. On peut voir à cet égard le Tableau qui se trouve à la page 35, et qui me dispense d'entrer ici dans les détails de la méthode que j'ai suivie pour cet ouvrage.

DES
SYMPATHIES,

CONSIDÉRÉES

DANS LES DIFFÉRENS APPAREILS D'ORGANES.

DES SYMPATHIES EN GÉNÉRAL.

Tous les organes, tous les tissus qui entrent dans la composition du corps humain doué de la vie, sont liés entr'eux par une correspondance mutuelle et générale, en vertu de laquelle ils constituent dans leur ensemble un tout unique et régulier. En outre, chacun de ces organes, ou certaines portions de ces tissus, exercent, sur une ou plusieurs autres parties, une influence particulière, plus marquée et plus fréquente que celle qui est commune au reste de l'économie. Tantôt alors la réaction d'un organe sur l'autre a lieu dans l'exercice et pour l'accomplissement des fonctions qui leur sont dévolues; et tantôt cette correspondance d'affections s'observe entre deux organes qui, dans l'ordre physiologique, sont indépendans l'un de l'autre. C'est ici seulement qu'il y a sympathie, συν, πάθος, compassion, concours d'affection; tandis que, dans le premier cas, on reconnaît la synergie, συν, ἔργον, coopération, concours d'action.

Il est d'autant plus important de bien distinguer ce qu'on doit entendre par ces deux mots, que les auteurs les plus judicieux se sont parfois contredits eux-mêmes, en donnant, contre leurs propres principes, le nom de sympathie à des phénomènes synergiques, et réciproquement en rangeant parmi les synergies des effets sympathiques bien déterminés. La définition de la synergie, telle qu'elle est établie par Barthez, qui a déjà restreint la signification de ce mot, est exacte en grande partie. Ce médecin célèbre désigne par là un concours d'actions simultanées ou successives des forces de divers organes, concours tel que ces actions constituent, par leur ordre d'harmonie ou de succession, la forme propre d'une fonction de la santé. Jusque-là tout est bien; mais pourquoi ajouter : *ou d'un genre de maladie ?* Eh quoi ! parce qu'une maladie sera ordinairement accompagnée de la lésion d'un organe autre que celui qui est affecté primitivement, cette lésion consécutive, vu sa fréquence, ne sera pas considérée comme sympathique! La rougeur de la langue, la douleur à l'épaule droite qui accompagnent presque toujours, l'une la gastrite, l'autre l'hépatite, ces symptômes sont-ils moins l'effet de relations sympathiques que ne le serait toute autre réaction moins communément enchaînée à ces maladies? On sent aisément combien cette extension de la valeur du mot synergie est vicieuse, et propre à remplir tout de confusion ; en l'admettant, le médecin bornerait à quelques phénomènes peu communs le domaine des sympathies, et il négligerait ceux dont la connaissance est d'autant plus importante, qu'ils se rencontrent plus fréquemment dans la pratique. Je me crois donc fondé à retrancher de la définition de Barthez, que j'adopte d'ailleurs, ces mots : *ou d'un genre de maladie*, et à restreindre l'étendue de la synergie à ce que j'en ai dit plus haut.

Avant de reconnaître pour sympathique un phénomène qui a lieu dans une partie durant ou après l'affection d'une autre partie, il faut calculer si cette complication n'est point due au hasard, c'est-à-dire à la rencontre accidentelle de ce phénomène et de l'affection concomitante. Il est même bon, quoique cette condition ne soit pas de rigueur, qu'il ait été plusieurs fois observé dans les mêmes circonstances. On doit repousser toute idée de sympathie, chaque fois qu'on peut expliquer le fait secondaire par l'action mécanique d'un organe sur un autre, par une affection générale, par l'absorption, ou par la propagation directe entre deux parties continues ou contiguës; il n'existe enfin d'affection sympathique, que celle qu'on ne peut raisonnablement attribuer à aucune cause appréciable autre que l'enchaînement des organes.

Je me résume, et je définis la sympathie la réaction évidente et particulière d'un organe sur un autre, sans qu'il soit possible d'y reconnaître l'état normal, ni de lui assigner pour cause aucune action directe, non plus que la propagation par voie de continuité ou de contiguïté; sans qu'on puisse enfin admettre comme l'effet du hasard la rencontre ou la succession des phénomènes primitif et secondaire.

La connaissance approfondie des sympathies est de la plus grande utilité pour la thérapeutique : cette vérité est assez généralement sentie aujourd'hui, pour qu'il ne me soit pas nécessaire de m'arrêter long-tems à la développer. En effet, dans combien de circonstances les phénomènes sympathiques ne servent-ils pas à nous faire reconnaître l'existence de l'affection qui les occasione! L'estomac est le siége d'une inflammation aiguë: aussitôt la langue rougit, le cœur précipite ses mouvemens, la région frontale devient douloureuse, et toutes ces modifications secondaires constituent autant de symptômes qui ne permettent pas au médecin de se tromper sur l'origine de tout le trouble qu'il aperçoit. D'autres fois, la réaction s'exerçant avec intensité sur un viscère très-irritable ou d'une importance majeure pour l'entretien de la vie, la sympathie se montre comme complication, ou devient même affection principale. C'est ainsi que, par suite de l'impression du froid sur la peau, la muqueuse pulmonaire s'enflamme fréquemment, en vertu des relations intimes qu'elle entretient avec l'enveloppe cutanée. Les métastases qui consistent dans la succession d'une affection morbide dans deux ou plusieurs parties différentes; les crises dans lesquelles on voit une maladie grave se terminer par une affection légère et de courte durée; la révulsion enfin dont la médecine tire souvent le plus grand secours; tous ces phénomènes, attribués jadis à des transports ou à des évacuations humorales, sont autant de véritables sympathies que nous aurons l'occasion de faire remarquer dans la suite de cet ouvrage. J'en dirai autant de tout ce que les médecins appellent vapeurs, affections nerveuses, spasmes, etc. Ce sont toujours des effets sympathiques, dont il faut soigneusement rechercher le siége et surtout la source, au lieu de leur opposer empiriquement les calmans et les antispasmodiques.

L'observation des faits est tout pour l'étude que nous nous proposons en ce moment : aussi les bons esprits ont-ils renoncé à toute théorie relative à la cause première et au mécanisme intime des sympathies. Nous devons les reconnaître, dit Barthez, quoiqu'on ne puisse les soumettre à des lois constantes et qui les embrassent dans leurs généralités; quoiqu'on ne puisse dire comment telle modification précise de l'organe primitivement affecté est nécessaire pour la production de tel effet sympathique; pourquoi la sympathie de deux organes n'est pas toujours réciproque; pourquoi l'effet sympathique n'est pas perpétuel; pourquoi un organe n'est point affecté directement par une cause irritante, de même qu'il l'est par la sympathie de l'impression que cette cause fait sur un autre organe (1); et tant d'autres pourquoi auxquels les bornes de nos connaissances ne

(1) Cette réflexion s'applique uniquement aux synergies ou sympathies physiologiques, et c'est un caractère de plus pour les distinguer des sympathies proprement dites. Cela est si vrai, que Barthez ajoute à la phrase que je cite : « Pourquoi l'iris, par exemple, n'est point mu par l'application directe de la lumière la plus forte, et l'est sympathiquement, lors-la lumière agit sur la rétine. » Or, c'est à tort et contre sa propre définition que ce physiologiste attribue à la sympathie le phénomène qu'il prend pour exemple. Nous verrons, au contraire, l'affection sympathique se présenter toujours sous

nous permettent pas de répondre, et qu'il ne faut pas plus chercher à résoudre que les autres questions relatives aux causes premières.

Il est pourtant un point de théorie souvent discuté contradictoirement, et qu'on peut regarder aujourd'hui sinon comme démontré, au moins comme infiniment probable. Je veux parler des agens de transmission de l'influence sympathique. Un organe est affecté : bientôt tel autre organe, fort éloigné du premier, n'ayant avec lui aucun rapport de fonction, aucune communication apparente, devient le siége d'une réaction évidemment sympathique. Il doit exister nécessairement entre ces deux organes quelque tissu intermédiaire qui transmette de l'un à l'autre cette influence inconnue dans son essence, mais qui se manifeste par des effets qui la décèlent. Aussi plusieurs opinions se sont-elles établies sur cet objet : la plupart des auteurs ont cru que les nerfs étaient le moyen général de communication qui lie ensemble toutes les parties de l'organisme, et qui enchaîne ainsi leurs affections ; les uns admettant dans tous les cas l'intermédiaire du cerveau, les autres rejetant l'idée de sa coopération.

---

le même aspect, et conduire aux mêmes résultats que l'affection idiopathique correspondante. (Voyez p. 19, parag. L.)

La continuité du système sanguin et sa distribution presque universelle l'ont fait regarder aussi comme le moyen de communication des sympathies; enfin le tissu cellulaire et les membranes muqueuses ont été tour à tour chargés de ce rôle important. Bichat repousse également ces différentes hypothèses, et il ne pense pas qu'aucune d'elles soit applicable à tous les cas des ympathies. Plein de l'idée de ses propriétés vitales, cet ingénieux physiologiste veut qu'elles servent de cadre aux sympathies, qui ne sont à ses yeux que des aberrations de ces propriétés; et il prétend expliquer différemment la production des phénomènes sympathiques, suivant le genre auquel ils se rattachent dans les divisions qu'il établit. Ainsi, quand la sensibilité animale s'exalte sympathiquement dans une partie, c'est, pour lui, une aberration du principe qui perçoit en nous, et qui se trompe alors sur le lieu où agissent les causes de sensation; les sympathies de contractilité animale exigent inévitablement l'intermédiaire du cerveau; mais, dit-il, nous ignorons comment la partie affectée agit sur ce viscère, quoique nous sachions très-bien comment celui-ci réagit sur les muscles pour les faire entrer en contraction. Enfin, il regarde comme absolument inconnus les moyens de communication propres aux sympathies organiques.

Bichat avait donc renoncé à pénétrer, suivant ses expressions, le voile épais qui couvre les agens de transmission qui lient l'organe d'où part l'influence sympathique à celui qui la reçoit. Aujourd'hui que le système nerveux est mieux connu, et qu'on admet sa présence dans tous les tissus, dans ceux même où l'anatomie ne saurait les démontrer, la plupart des physiologistes s'accordent à croire que c'est aux communications innombrables et universelles des nerfs encéphalo-rachidiens et splanchniques qu'est due la dépendance mutuelle de toutes les parties constitutives du corps vivant. Le professeur Broussais, dont l'opinion est d'un si grand poids en physiologie aussi bien qu'en pathologie, adopte positivement cette manière de voir. Il est constaté, dit-il (1), que l'action d'un organe se réfléchit sur les autres par le moyen des nerfs, ce qui constitue les sympathies. Peu importe, au reste, qu'on adopte ou qu'on rejette l'intermédiaire du système nerveux dans la production des phénomènes sympatiques : les faits restent toujours les mêmes, et le

(1) *Physiologie appliquée à la pathologie*, t. I, p. 241. « La sympathie, dit ailleurs le même auteur, a lieu par l'intermédiaire du tissu qu'on appelle nerfs. — Tous les phénomènes d'association ont lieu par le moyen des nerfs. » *Ex. des Doct. prop. IX et X.*

choix d'une hypothèse propre à les expliquer ne saurait influer sur le fruit que nous devons retirer de leur étude.

Les sympathies, que la plupart des auteurs appellent physiologiques, ne sont que des synergies, et trouvent leur place dans l'histoire des fonctions. Les sympathies pathologiques, au contraire, et celles qui, sans constituer positivement une maladie, s'éloignent pourtant de l'état normal, sont les seules dont nous ayons à nous occuper dans cet ouvrage. Par rapport à un organe déterminé, la sympathie est active, lorsqu'elle a son origine dans l'affection de cet organe; et passive, quand elle s'y manifeste par l'effet de la réaction d'un autre organe. C'est à Tissot que l'on doit cette distinction, qui peut être utile assurément, mais sur laquelle on ne saurait établir une classification convenable. Hunter divisait les sympathies en trois classes : celles de continuité, celles de contiguïté, et celles qui affectent des parties éloignées. Bichat, comme je l'ai déjà dit, suit, pour l'objet qui nous occupe, la division qu'il avait adoptée pour les propriétés vitales : ainsi, il reconnaît des sympathies de sensibilité et de contractilité animales; de sensibilité organique, et de contractilité du même ordre, sensible ou insensible. Barthez, les rapportant avec sagacité aux organes qu'elles affectent, considère successivement : 1° les relations qui existent entre des organes qui n'ont point entr'eux de rapports anatomiques sensibles ; 2° celles des organes qui ont une structure et des fonctions semblables, et qui sont placés symétriquement des deux côtés du corps ; 3° celles des organes unis par un tissu intermédiaire, ou par des vaisseaux et des nerfs communs ; 4° les sympathies des organes similaires, liés en systèmes particuliers, et qui ont une ressemblance de fonctions et de structure ; 5° les rapports des forces des divers organes avec celles de tout le corps. Enfin, M. le professeur Roux, dans un mémoire inséré dans ses *Mélanges*, divise les effets sympathiques en naturels ou physiologiques, en accidentels ou pathologiques, et en artificiels ou thérapeutiques. Suivant d'ailleurs les idées et les erremens de Bichat, son maître et son ami, l'auteur dont je parle base ses divisions ultérieures et l'étude des sympathies sur les propriétés vitales auxquelles elles correspondent.

On sait assez aujourd'hui que penser de ces propriétés, fruit de l'imagination d'un grand homme, et sur lesquelles on a, jusqu'à ces derniers tems, fondé non-seulement la physiologie, mais encore la pathologie et la thérapeutique. *Ce fondement principal de la physiologie et de la médecine est évidemment faux*, a dit M. le docteur Magendie, et bientôt on a été convaincu que *les propriétés vitales n'existent point dans la réalité.*

Il nous faut donc rechercher d'autres bases, pour établir une classification méthodique des sympathies. Barthez nous indique la route à suivre; ces phénomènes se manifestent par certaines modifications qu'éprouvent les organes: parcourons donc les différens appareils organiques, et remplissons ce cadre invariable de tous les faits où nous reconnaîtrons la véritable liaison sympathique. C'est ainsi qu'a raisonné, sans doute, M. le docteur Monfalcon, à qui nous devons l'article *Sympathie* du *Dictionnaire des Sciences médicales ;* et c'est aussi d'après ces vues que j'ai établi la méthode qui va me servir à rassembler tout ce que nous savons touchant les sympathies.

Aux subdivisions arbitraires du célèbre médecin de Montpellier, je préfère l'ordre admis unanimement, depuis Bichat, pour l'étude physiologique des fonctions, en lui faisant subir cependant les modifications que nécessite mon sujet. Mais, avant de parcourir les divers appareils organiques destinés, soit à établir nos relations avec les corps environnans, soit à entretenir la vie de l'individu, soit enfin à reproduire et à perpétuer l'espèce, il est indispensable de placer ici quelques remarques déduites de l'observation des sympathies en général, ou relatives aux tissus primitifs de l'organisation. Ces remarques, tout insuffisantes qu'elles seront peut-être, auront au moins le double avantage de nous servir comme de lois fondamentales, dont l'application se fera naturellement ensuite aux phénomènes particuliers; et de compléter l'histoire des sympathies autant que le permet l'état actuel des sciences médicales.

A. Les organes qui concourent à une même fonction sympathisent toujours entr'eux : tous les appareils nous en fourniraient des preuves très-multipliées. C'est ainsi qu'on voit la péritonite occasioner le vomissement, l'arachnitis causer du délire, la péricardite modifier les mouvemens du cœur, lors même que l'irritation est bornée, dans tous ces cas, aux parties dont l'inflammation constitue ces maladies.

B. L'analogie et surtout la continuité de tissu donnent lieu à la même remarque; et c'est là, comme l'indique l'auteur de l'*Examen des Doctrines médicales*, ce qui constitue les diathèses, au moins dans quelques circonstances. Ainsi nous voyons l'inflammation, fixée primitivement sur la membrane muqueuse de l'estomac, se répéter sur la portion de la même membrane qui tapisse le pharynx, ou bien sur celle des gros intestins, et déterminer ici ou là des accidens variés. Ainsi voit-on encore un catarrhe de vessie succéder à un catarrhe pulmonaire, et l'irritation attaquer successivement la plupart des membranes muqueuses.

C. Cette dépendance réciproque d'affections est encore plus marquée entre les organes pairs, tels que les yeux, les oreilles, les reins, les testicules et les mamelles. On observe presque constamment que lorsqu'une glande enflammée cesse d'opérer en tout ou en partie la sécrétion qui lui est propre, sa pareille double d'action, et le surcroît de vitalité dont elle devient alors le siége, l'expose parfois à s'affecter à son tour.

D. Les organes de nutrition sont plus intimement unis entr'eux, que chaque appareil de relation ne l'est avec ceux de sa classe. On voit rarement les affections de l'œil, de l'oreille, du nez, par exemple, se répéter à la bouche, sur la peau, dans les muscles; tandis que le moindre trouble dans les fonctions digestives ou respiratoires est aussitôt ressenti par le cœur, et réciproquement. Cette différence vient de ce que les appareils de nutrition concourent tous au même but, et qu'ils y parviennent par une suite non interrompue d'actions successives, dépendantes les unes des autres; et qu'au contraire, les appareils de relation, quoique destinés tous à nous mettre en rapport avec les corps environnans, y contribuent séparément, indépendamment les uns des autres, et en raison des modifications que chacun d'eux peut éprouver de la part de la volonté qui les dirige à son gré. Le même isolement s'observe donc dans les appareils de relation, soit quant aux affections, soit quant aux fonctions qui leur sont propres (1). C'est le contraire à l'égard des organes de nutrition. Leur dépendance mutuelle d'affections semble découler naturellement de leurs rapports physiologiques ; elle est nécessaire pour conserver entr'eux le même accord dans l'état de maladie et dans celui de santé, comme elle sert aussi à nous avertir plus sûrement des modifications pathologiques que chacun de ces organes peut éprouver.

E. Les appareils de la reproduction tiennent le milieu entre les deux autres classes d'appareils, quant à l'intimité des liaisons sympathiques qui affectent les différens organes dont ils se composent. Ainsi n'est-il pas rare de voir la phlegmasie

---

(1) Je sais fort bien que les organes des sens sont loin d'être entèirement étrangers les uns aux autres, et qu'ils se modifient, s'éclairent et se suppléent mutuellement ; mais celà ne contrarie en rien ce que je dis ici de leur isolement comparé à l'union indispensable et constante des viscères chargés de la vie nutritive.

du canal de l'urètre se répéter dans un testicule ; et s'il est vrai que la blennorrhagie ou toute autre affection des parties génitales existe plus ordinairement isolée, que ne le sont la gastrite, la pneumonie, etc., il n'est pas moins vrai de dire que les sympathies des organes des sens entr'eux sont encore moins fréquentes, en proportion, que celles que se communiquent mutuellement les organes de la génération.

F. La proximité des tissus ou des organes n'influe pas toujours sur la facilité des correspondances sympathiques : car souvent une application cutanée agira efficacement sur des parties éloignées, tandis qu'elle sera nulle pour celles voisines, avec lesquelles elle n'entretient pas de rapports intimes. Par exemple, un vésicatoire à la nuque enlevera facilement une ophtalmie, tandis que le même moyen ne procurera aucune amélioration, s'il est appliqué sur un phlegmon.

G. Plus un organe jouit d'énergie vitale, plus il est exposé à contracter les affections sympathiques. L'entérite qui, chez un sujet lymphatique, déterminera l'engorgement inflammatoire des ganglions mésentériques, se compliquera de pneumonie chez celui dont les poumons sont déjà disposés à l'irritation. On voit par là quelles modifications les sympathies doivent éprouver suivant l'âge, le sexe, le tempérament, les habitudes et la profession des individus. Dans l'enfance, les organes encéphaliques sont doués d'une prédominance d'action bien marquée : aussi les convulsions, l'hydrocéphale et quelques autres maladies du même appareil semblent-elles appartenir uniquement à ce tems de la vie. Plus tard, les poumons jouent le premier rôle, et la phthisie se développe sous une influence qui, dans un âge plus avancé, aurait agi sur les viscères digestifs. Supposez deux individus, du même âge, exposés également à une cause quelconque de maladie, un mouvement de colère, par exemple : l'un, de tempérament bilieux, sera pris de vomissemens et d'ictère; et l'autre, sanguin, contractera une hémoptysie; tandis qu'un troisième sujet, une femme nerveuse, tombera en syncope, ou dans des convulsions effrayantes.

H. Puisque la dose de vie dont jouit un organe, si je puis m'exprimer ainsi, influe beaucoup sur son aptitude à répondre aux influences sympathiques qui lui sont transmises, l'exercice trop fréquent d'un organe, et l'habitude des maladies dans une partie quelconque doivent y faciliter la production des sympathies ; et c'est ce qu'on observe en effet. Ainsi il est des hommes chez lesquels la membrane muqueuse de l'urètre conserve, après plusieurs blennorrhagies, une telle susceptibilité, que le moindre excès de table ou l'usage de certaines boissons fermentées, suffisent pour produire un catarrhe urétral de quelques jours.

I. Ce n'est pas toujours durant la plus grande intensité de l'affection primitive d'un organe, que celui-ci manifeste ses connexions sympathiques avec tel autre organe. Nous savons tous qu'un chagrin violent ne permet pas la sécrétion des larmes : l'œil reste sec jusqu'au moment où l'impression diminue par suite de l'habitude. — Un amour très-vif enlève parfois, pour un tems, et les désirs vénériens et les moyens de les satisfaire. — Ce n'est pas quand l'irritation d'un viscère est à son plus haut degré, ni pendant l'exacerbation de la fièvre que la sueur est la plus abondante; c'est au contraire quand la fièvre est un peu tombée, comme on dit. Il en est de même pour certaines hémorrhagies sympathiques, et pour quelques autres affections de même nature.

J. La lésion secondaire d'un organe suit ordinairement la même marche et le même type que l'affection primitive qui la détermine : l'inflammation aiguë de la membrane muqueuse de l'estomac s'accompagnera d'une phlegmasie semblable des organes encéphaliques; tandis qu'on verra l'épilepsie, l'hypocondrie, la manie, se déclarer à la suite de certaines lésions chroniques soit du tube digestif, soit de quelque autre viscère. — Dans l'entérite, nous trouvons fréquemment, après la mort, les ganglions lymphatiques du mésentère dans un degré d'inflammation correspondant à celui des intestins. — Le cœur est influencé bien différemment dans la phthisie et dans la pneumonie aiguë, etc.

K. La sympathie qui lie deux organes ne se manifeste pas toujours par des effets semblables. Nous verrons les affections de l'âme déterminer tantôt la syncope, et tantôt un surcroît d'activité dans les mouvemens du cœur. — La gastro-entérite aiguë suscite également l'exaltation et l'abolition des fonctions des sens.

L. Les effets sympathiques sont toujours relatifs à la vitalité particulière, et aux fonctions de l'organe ou du tissu qu'ils affectent : aussi les lésions de cette nature sont-elles les mêmes que celles qui sont dues à une cause directe. Qu'un ganglion lymphatique, qu'une membrane séreuse, qu'une portion de tissu cellulaire soient soumis à l'empire d'une cause d'inflammation sympathique ou non ; on voit toujours le ganglion s'engorger, la séreuse outrer son exhalation, le tissu cellulaire se tuméfier et suppurer de la même manière dans l'un et dans l'autre cas. Aussi n'est-il pas toujours facile de distinguer si une affection est essentielle ou sympathique ; et le moyen de parvenir à établir cette distinction si importante pour la thérapeutique, c'est d'analyser les symptômes avec cet esprit de discernement qui ne s'acquiert que par l'étude de la physiologie, et son application à la pathologie.

M. J'ai défini la sympathie, la réaction *particulière* d'un organe sur un autre : cela ne signifie pas qu'on ne voie parfois un système tout entier, et même la plupart des viscères, sympathiser activement ou passivement, soit avec un système particulier, soit avec un seul organe assez profondément affecté pour que le trouble s'étende au loin dans l'économie. Toutes les maladies d'une certaine intensité, les fièvres dites essentielles, les intermittentes, les hectiques se réduisent à ceci : 1° lésion locale primitive; 2° lésions sympathiques plus ou moins étendues, et qui rendent la maladie générale, en ce sens que l'économie tout entière finit par souffrir de l'affection bornée d'abord à un petit nombre de parties. Ainsi le concours de plusieurs effets sympathiques particuliers ne change en rien la nature de chacun d'eux; mais il exige, de la part du médecin, plus d'attention et de sagacité que n'en demande l'examen d'une sympathie unique et isolée.

N. Le tissu cellulaire, un de ceux que Bichat appelle généraux, parce qu'ils entrent dans la composition des autres systèmes, entretient avec ceux-ci des rapports sympathiques très-fréquens et très-multipliés, qu'il est facile de distinguer des rapports de contiguïté ou de voisinage. Il est le plus souvent le siége d'effets sympathiques locaux et partiels qui ne doivent pas encore nous occuper; mais on voit aussi des phénomènes de même nature affecter ce tissu dans toute son étendue ; l'amaigrissement et l'infiltration sont dans cette catégorie. Presque toutes les maladies chroniques des organes principaux, du cœur, du poumon, du foie, de l'estomac, etc., s'accompagnent dans leur dernière période de leucophlegmatie plus ou moins générale. On sait aussi que les affections de l'ame long-tems ou fortement ressenties, aussi bien que des douleurs locales répétées, déterminent bientôt l'affaissement des cellules adipeuses, suite d'un vice d'assimilation qui peut ménager les autres systèmes de l'économie, et borner son action à celui-ci. Quelquefois il arrive que ces effets sympathiques se manifestent fort peu de tems après l'action de la cause qui les produit : j'ai vu des femmes très-sensibles maigrir presque subitement et d'une manière très-appréciable ; un homme dont parle Bichat, ayant éprouvé une vive terreur, vit ses membres inférieurs s'œdématier considérablement dès le soir même de cet événement.

O. Les vaisseaux capillaires faisant partie intégrante des organes qu'ils concourent à former, leur histoire appartient à celle de ces organes. Quant aux artères et aux veines d'un plus grand calibre, leurs affections, tant sympathiques qu'essentielles, sont des plus rares ou des plus obscures. On a pourtant remarqué chez quelques sujets une disposition anévrismatique générale, que Barthez ne craint pas de regarder comme l'effet de la sympathie que les artères ont entr'elles. Cette opinion ne me paraît pas suffisamment fondée; et je ne pense pas qu'elle soit plus admissible ici que dans toutes les autres circonstances où l'on voit un système entier présenter telle ou telle modification générale dans sa vitalité. Une erreur bien plus grande est celle que commet le même auteur en admettant au nombre des sympathies d'une artère avec le système artériel, l'obstacle au cours du sang résultant de la ligature d'un de ces vaisseaux. Je ne crois pas qu'il soit aujourd'hui personne qui partage une erreur si peu concevable dans un homme tel que Barthez.

P. Les vaisseaux et les ganglions lymphatiques des différentes régions ont entr'eux une correspondance mutuelle d'affections qu'on est parfois à même d'observer. Willis rapporte que la compression des ganglions inguinaux opérée par un bandage herniaire causa, chez un individu dont il parle, le gonflement des glandes du cou et de celles des oreilles. Th. Bartholin et Ledran rapportent des faits analogues. Il faut éviter de confondre avec ces phénomènes : 1° ceux qui résultent d'une exaltation générale du système lymphatique, laquelle dispose ses différentes portions à s'affecter successivement ou toutes ensemble par le fait de quelque cause étrangère, comme on l'observe chez les sujets que l'on appelle scrofuleux; 2° les effets qu'on doit attribuer au contact immédiat d'un corps ou d'un virus absorbé. Cette dernière distinction n'est pas toujours facile; c'est lorsqu'il cherche à l'établir que le médecin doit éviter également et l'excès de foi en cette multitude de virus si chers aux humoristes outrés, et l'abus opposé qui porterait à nier l'existence de ceux de ces principes admis par le plus grand nombre des médecins. Quant aux sympathies particulières du système lymphatique, avec les différens appareils organiques, nous verrons par la suite qu'elles sont assez fréquentes et très-dignes d'intérêt.

Q. Je ne parlerai plus de la part que le système nerveux en général paraît prendre à la transmission des affections sympathiques d'une partie à l'autre, et ce n'est pas encore le lieu que doit occuper l'histoire de ses relations propres. Je n'ai donc qu'une observation à faire ici : c'est que Barthez est tombé, par rapport à la sympathie des nerfs, dans l'erreur que j'ai signalée à propos des artères. Il dit positivement (1) : *Les sympathies des nerfs avec leur système respectif sont indiquées directement par le pouvoir qu'ont les fortes ligatures d'un nerf, de séparer de ce nerf les affections des parties qui sont au-dessus, et des parties qui sont au-dessous de la ligature.* Ici nous voyons un obstacle mécanique s'opposer au libre exercice d'une synergie; car n'est-ce pas ainsi qu'on doit appeler cette association, au moyen de laquelle le centre nerveux, les nerfs et les muscles, réunis comme en un seul organe, concourent tous d'une manière indispensable au but commun, la contraction musculaire, et les mouvemens soumis à la volonté?

R. Il est des circonstances où le physiologiste serait fort embarrassé de décider de la nature de certaines affections des os. Les douleurs ostéocopes, que leur siége soit ou ne soit pas dans la moelle, la fragilité, la carie, les exostoses, sont-elles sympathiques dans certaines maladies; ou bien est-il plus probable qu'elles soient dues à l'absorption d'un principe virulent parvenu jusqu'aux os, comme la plupart des médecins l'admettent pour la syphilis; ou bien encore dérivent-elles d'un état général de l'économie, tel que

---

(1) *Science de l'homme*, t. II, p. 87.

celui qui caractérise le scorbut? Je ne me permettrai pas de résoudre ces questions; j'observerai seulement que l'affection de tels os durs et compactes, le tibia, la clavicule, le coronal, coïncide particulièrement avec la syphilis, tandis que les scrofules portent presque uniquement leurs ravages sur les os courts et spongieux, ou sur les extrémités des os longs.

S. Le tissu dermoïde, compris par les anatomistes modernes dans le système fibreux, exhale ou sécrète sur tous les points de sa surface un fluide sujet à des variations de toute espèce. C'est principalement pour ce qui concerne l'exercice de cette fonction, qu'il est important de considérer ses relations sympathiques avec quelques autres tissus. Les reins et les membranes muqueuses, celle surtout qui tapisse les voies aériennes, sont autant d'issues habituellement ouvertes pour l'expulsion de certains fluides, devenus désormais inutiles, ou même nuisibles. Les fonctions de ces viscères sont donc, sous ce rapport, analogues à celles de la peau. Aussi, voit-on constamment que la superexhalation dans celle-ci correspond à une diminution d'activité dans les autres, et cela d'une manière réciproque entre ces trois voies. Cette remarque s'applique également aux membranes séreuses, puisqu'il est constant qu'on ne voit jamais la formation des hydropisies coïncider avec de fortes sueurs, ni avec des urines abondantes, et que les médecins parviennent quelquefois à dissiper ces collections séreuses au moyen des sudorifiques et des diurétiques à fortes doses. Je me borne, quant à présent, à indiquer ces rapports sympathiques, que je ne manquerai pas de faire observer chacun en particulier, lorsque je m'occuperai des organes qui les présentent. Mais qu'il me soit permis de dire ici quelques mots de ce qui se passe dans les circonstances où le tissu cutané devient le siége de sympathies actives. La température du milieu où nous nous trouvons vient - elle à diminuer tout à coup ; le sang, cessant d'affluer à la surface du corps en aussi grande abondance qu'auparavant, est appelé vers ceux des viscères intérieurs qui se trouvent être le plus en relation avec la peau; l'exhalation et la sécrétion y sont augmentées. Si la cause est passagère et les organes sains, l'économie, loin de souffrir de ce changement, y trouve au contraire une cause de salut, et tout reprend bientôt sa marche accoutumée. Mais qu'il en soit autrement ; que le froid, très-intense, surprenne brusquement, au moment d'une vive exaltation de la peau; que le poumon, je suppose, déjà disposé à l'irritation, devienne le siége d'une réaction trop violente; alors se déclare une pneumonie de cause sympathique, dont la production est très-faussement exprimée par les mots de *sueur rentrée*, de *répercussion de la transpiration*, puisqu'ils tendent à faire passer pour cause un simple phénomène accessoire, étranger à la phlegmasie, et qui n'est, comme elle, qu'un effet consécutif de l'action du froid sur la peau. La théorie que je rappelle en ce moment, s'applique également à la suppression de dartres suivie de métastases, à celle des exanthèmes, et même du rhumatisme, de la goutte, etc.

T. Les convulsions, les paralysies excitées dans le système musculaire de relation par des causes sympathiques, supposent toujours l'affection préalable du centre nerveux, principe de tout mouvement. C'est donc à l'encéphale, et non aux muscles, que doivent être rapportées les sympathies qui se manifestent dans ceux-ci par l'extinction ou par l'augmentation des forces contractiles. Quant aux lésions idiopathiques de l'encéphale et de la colonne rachidienne, qui déterminent, soit l'abolition, soit l'exaltation et l'irrégularité des contractions musculaires, elles ne font que développer des effets de la synergie qui lie à ces organes les muscles soumis à leur influence. Dans l'état normal, la volonté stimule et borne à son gré la contraction musculaire ; dans les affections cérébrales, ce phénomène a lieu ou cesse de se manifester sans la participation du *moi;* c'est un stimulus anormal qui détermine des effets physiologiques, de même qu'on voit un corps étranger, introduit sous les paupières, occasioner le larmoiement, en irritant la conjonctive d'abord, puis la glande lacrymale consécutivement; comme on voit encore un purgatif augmenter la sécrétion de la bile, en agissant sur la muqueuse digestive, et manifester ainsi des phénomènes synergiques plus marqués souvent, mais toujours identiques avec ceux qu'on observe dans l'exercice naturel des fonctions départies à ces organes. Il n'y a donc pas lieu à reconnaître de sympathie musculaire alors que l'action des muscles est développée par un stimulus quelconque agissant sur le centre nerveux; et, ce qui vient encore à l'appui de cette proposition, c'est qu'on observe que les muscles sont d'autant plus sujets aux convulsions ou à la paralysie, que leurs fonctions les lient à l'encéphale d'une manière plus étroite. Les membres, la face, la langue, le larynx, les parois de l'abdomen et du thorax, forment, pour ainsi dire, une échelle décroissante, quant à la fréquence de ces affections dans le système musculaire de relation.

Les mouvemens que le fœtus exerce dans le sein de sa mère ne sauraient être l'effet de sa volonté : ils dépendent, comme Bichat l'observe fort bien, de la réaction sympathique des viscères intérieurs doués alors d'une grande énergie vitale. On conçoit qu'il est impossible d'assigner à chacun d'eux la part qu'il prend à la production de ces mouvemens, qui seraient au reste parfaitement analogues avec ceux que nous exerçons machinalement pendant le sommeil, si ceux-ci n'étaient parfois le résultat de quelque travail intellectuel qu'on ne peut admettre chez le fœtus.

U. Les muscles de la vie de nutrition sont tous tapissés, à leur surface interne, d'une membrane muqueuse, sous l'influence de laquelle s'exerce leur contraction, en vertu de la synergie qui les unit. C'est ainsi que l'impression des alimens sur l'estomac, celle de l'urine sur la vessie, celle des corps étrangers sur ces organes, déterminent la contraction des tuniques musculaires, et produisent le vomissement, l'éjection des urines, et l'expulsion des corps étrangers, sans que nous ayons à reconnaître là aucun phénomène sympathique. Cette liaison naturelle entre les tuniques musculaire et muqueuse des viscères est telle, qu'il est parfois très-difficile de discerner, dans des cas de véritables sympathies, quelle est celle des deux qui reçoit la réaction de l'organe sympathisant. Il n'est pas démontré, par exemple, qu'une affection morale déterminant le vomissement ou l'expulsion des matières fécales, n'agisse autant sur la membrane interne que sur la moyenne; la preuve en est que la peur, je suppose, ne se borne pas à occasioner la contraction des intestins, mais bien qu'elle s'accompagne en même tems de la diarrhée, qui dépend à coup sûr de l'affection de la membrane muqueuse elle-même.

Le cœur est, de tous les muscles, je peux dire de tous les viscères, celui qui se montre le plus sensible à la lésion des autres parties. Il n'est pas un tissu, pas un point de l'organisation dont il ne ressente l'influence, soit en santé, soit dans l'état de maladie. Le plus souvent l'effet sympathique se manifeste dans le cœur par l'accélération des mouvemens de systole et de diastole, et constitue ainsi le phénomène principal de la fièvre; d'autres fois, au contraire, ses mouvemens sont ralentis, interrompus, ou même totalement abolis, ce qui donne lieu à la syncope ou à la mort. Au reste, les rapports particuliers de cet organe de la circulation seront examinés dans la suite de cet ouvrage.

V. Les membranes muqueuses, celle surtout qui tapisse les voies digestives, partagent presque aussi facilement que le cœur les affections des autres tissus. Aussi l'anorexie appartient-elle à toutes les maladies. — La diarrhée vient hâter la mort de la plupart des sujets qui succombent à une affection chronique quelconque. En outre, les différentes membranes dont se compose le système muqueux, entretiennent fréquemment entr'elles des relations sympathiques, qu'on est surtout à même d'observer chez les individus que leur constitution rend sujets aux catarrhes.

X. Les membranes séreuses, de même que les muqueuses, n'offrent guère à l'observation que des sympathies particulières à l'appareil auquel elles appartiennent; et je n'en dirais rien ici, s'il ne me paraissait important de relever une erreur dans laquelle Bichat est tombé à l'égard du premier de ces systèmes. Il considère comme sympathiques les collections séreuses qu'on trouve dans le péricarde, les plèvres, le péritoine, l'arachnoïde, après les affections chroniques des organes correspondans, tels que le cœur, les poumons, l'estomac, l'utérus, etc. Mais il est très-probable que, dans la plupart des circonstances de cette espèce, la phlegmasie s'est propagée par voie de contiguïté des viscères enflammés à la membrane séreuse qui les enveloppe.

Y. Je ne dis rien des autres systèmes organiques, soit parce que leurs sympathies sont nulles ou peu connues; l'épidermique et l'érectile, par exemple; soit parce qu'ils sont, comme le parenchymateux, composés d'organes isolés, qui ne sauraient se prêter à aucunes considérations générales, et qui doivent être étudiés en particulier, en même tems que les appareils auxquels chacun d'eux appartient.

DES SYMPATHIES

CONSIDÉRÉES EN PARTICULIER DANS CHAQUE APPAREIL D'ORGANES.

Je divise cette seconde partie de l'histoire des sympathies en six chapitres qui, comme je l'ai dit dans la préface, se subdivisent eux-mêmes en plusieurs articles. Le premier, dans lequel je traiterai des sympathies que les appareils de relation entretiennent les uns avec les autres, comprend naturellement sept subdivisions répondant aux appareils organiques de la vision, de l'audition, de l'olfaction, etc. Le second, destiné aux sympathies qui lient entr'eux les appareils de nutrition, contiendra trois articles pour les organes de la digestion, de la circulation et de la respiration. Dans le troisième, où se retrouveront les mêmes divisions, nous étudierons les rapports qui unissent les appareils de nutrition avec ceux de relation. Au quatrième se rattacheront les sympathies des appareils de la reproduction, considérées successivement chez l'homme et chez la femme. Enfin, les cinquième et sixième chapitres contiendront l'histoire des sympathies que ces mêmes appareils entretiennent, 1° avec ceux de relation; 2° avec ceux de nutrition.

Telle est la marche que j'ai adoptée, je le répète, comme la plus claire et la mieux appropriée au sujet que je traite. Je joins ici un tableau où l'on pourra voir d'un coup-d'œil le cadre entier dans lequel je m'efforce de rallier tout ce qui peut servir à compléter l'histoire des sympathies.

TABLEAU SYNOPTIQUE

DU PLAN SUIVI DANS CET OUVRAGE.

DES SYMPATHIES EN GÉNÉRAL.	Distinction et définition.	
	Utilité de la connaissance des sympathies.	
	Théorie, agens de transmission.	
	Division.	
	Remarques générales.	
	Observations relatives aux systèmes ou tissus qui entrent dans la construction des organes.	
DES SYMPATHIES CONSIDÉRÉES EN PARTICULIER DANS CHAQUE APPAREIL D'ORGANES.	Sympathies des appareils de relation entr'eux...............	Appareil de la vision.
		— de l'audition.
		— de l'olfaction.
		— du goût.
		— du tact.
		— de perception.
		— de la locomotion.
	Sympathies des appareils de nutrition entr'eux...............	Appareil de la digestion.
		— de la circulation.
		— de la respiration.
	Sympathies des appareils de relation avec ceux de nutrition.........	Avec l'appareil de la digestion.
		— — de la circulation.
		— — de la respiration.
	Sympathies des appareils de la reproduction entr'eux..........	Chez l'homme.
		Chez la femme.
	Sympathies des appareils de relation avec ceux de la reproduction.	Chez l'homme.
		Chez la femme.
	Sympathies des appareils de nutrition avec ceux de la reproduction......................	Chez l'homme.
		Chez la femme.

CHAPITRE Ier.

SYMPATHIES DES APPAREILS DE RELATION ENTR'EUX.

Les appareils destinés à établir nos rapports avec les objets qui nous environnent, sont : 1° celui de la vision qui est double, un de chaque côté, et qui se compose de l'œil et de ses accessoires ; 2° celui de l'audition, également double, et se composant des oreilles externe, moyenne et interne ; 3° celui de l'olfaction unique, placé sur la ligne médiane, et qui consiste en une cavité nommée *fosses nasales*, séparée verticalement en deux parties à peu près égales, et terminée antérieurement par une saillie extérieure qu'on nomme le *nez* ; 4° celui du goût, unique aussi, et sur la ligne médiane : il comprend la bouche et les organes qu'elle contient; 5° celui du tact (1), répandu sur toute la surface extérieure, et que

(1) Le tact s'exerce aussi sur les membranes muqueuses ; mais on sent bien que ce n'est pas ici que je dois faire mention de ce sixième sens.

nous composons ainsi qu'il suit : la peau, l'épiderme, les poils, le tissu cellulaire sous-cutané, ainsi que les ganglions et vaisseaux lymphatiques sous-jacens à la peau ; 6° celui de perception, dans lequel on trouve l'encéphale et ses membranes, le rachis et les nerfs qui en naissent ou qui s'y rendent immédiatement ; 7° enfin celui de la locomotion, qui se compose des muscles, des tendons, des aponévroses, des os, des cartilages, des ligamens, et des membranes synoviales.

On voit que je joins au principal instrument du tact, des parties qu'on n'a pas coutume de comprendre dans la même classe ; mais je ferai remarquer que le tissu cellulaire sous-cutané n'est pas étranger aux fonctions de la peau, puisqu'il contribue au contraire à rendre son contact avec les corps extérieurs plus doux, plus exact et plus susceptible d'être apprécié par cet organe ; que les ganglions et vaisseaux sous-cutanés sont, pour ainsi dire, des dépendances de la peau, puisque c'est à sa surface que ceux-ci viennent ouvrir leurs orifices ; enfin que, si je n'avais pris le parti de réunir au système cutané le cellulaire et les lymphatiques sous-jacens, comme je joindrai ensemble les ganglions mésentériques et les viscères digestifs, les glandes bronchiques et les poumons, etc., j'aurais été obligé de faire à part deux nouveaux chapitres de sympathies, en général peu importantes isolément, et dont l'étude offre beaucoup plus d'intérêt, quand elles sont rapprochées de celles qui affectent les appareils dans lesquels je les ai comprises.

ARTICLE PREMIER.

Sympathies de l'appareil de la vision.

Il s'offre ici deux ordres de relations sympathiques à considérer : celles d'abord qui unissent les différentes parties dont la réunion constitue l'un des deux appareils de la vision ; puis les effets de l'influence réciproque que les organes d'un côté peuvent exercer sur l'appareil du côté opposé.

Les organes qui servent à la vision sont, comme on le sait, l'œil proprement dit et ses accessoires ou *tutamina,* c'est-à-dire les sourcils, les paupières les glandes et les voies lacrymales. Or si, conséquemment à la distinction établie plus haut (1), nous refusons le nom de sympathie à la réaction physiologique que tel organe exerce sur tel autre, dans l'état normal, et pour l'accomplissement d'une fonction naturelle ; si, malgré l'autorité de Barthez, nous rangeons parmi les synergies le resserrement de l'ouverture pupillaire, les mou-

(1) Page 2, généralités.

vemens spasmodiques de l'œil, la sécrétion des larmes, et tous ces phénomènes dépendans de l'impression sur la rétine d'une lumière trop éclatante, d'un air frais, d'un corps étranger; nous verrons alors que les sympathies observées entre le globe de l'œil et les accessoires, sont bien moins nombreuses qu'on ne l'imagine communément. La seule même qui me paraisse mériter quelque attention, c'est celle qui unit le sourcil au globe de l'œil, à ses muscles et aux palpébraux. En effet, on a vu assez fréquemment des contusions et des plaies du sourcil déterminer la cécité, et produire des convulsions ou la paralysie du releveur de la paupière supérieure. Ici, le moyen de transmission est facile à reconnaître, et l'on conçoit bien que la lésion de la branche frontale de l'ophtalmique se répète dans des parties qui reçoivent leurs nerfs du même tronc qui fournit cette branche.

C'est à des communications non moins directes, qui existent entre les différens rameaux de la huitième paire, qu'on doit attribuer la facilité avec laquelle la lésion d'un sourcil est ressentie par celui du côté opposé, et s'étend même jusqu'aux paupières et au globe de l'œil de ce côté.

Pour que la vision s'exerce avec rectitude, une parfaite harmonie doit présider aux fonctions des deux yeux. Il n'est donc pas étonnant que ces organes sympathisent si fréquemment l'un avec l'autre. L'ophtalmie idiopathique attaque le plus ordinairement les deux conjonctives à la fois; mais si cette affection n'atteint d'abord qu'une de ces membranes, il n'est point rare alors de la voir passer ensuite à l'autre avec facilité. J'en dirai autant de l'amaurose, de la cataracte et de la plupart des maladies des yeux, qui s'observent presque toujours simultanément ou successivement dans chacun de ces organes. Dans certaines circonstances, il est vrai, les mêmes causes agissant à la fois sur les deux yeux, doivent y occasioner le même désordre; mais on ne saurait nier que, dans le plus grand nombre des cas, il ne suffise de l'affection de l'un pour que celle de l'autre soit à redouter. Richter et Saint-Yves rapportent des exemples qui le prouvent d'une manière incontestable, puisqu'ils ont vu des causes externes, des coups, susciter l'affection de l'œil qui n'avait pas souffert, aussi bien que celle de l'œil qui avait été frappé. — Lorsqu'un seul de ces organes est atteint de cataracte, on voit l'éclat de la lumière déterminer le resserrement des deux pupilles, quoique la clarté ne puisse parvenir jusqu'à la rétine du côté malade (1). — On observe

(1) Ainsi la réaction de la rétine sur la pupille du même œil, est un phénomème synergique, sans lequel la fonction

quelque chose d'analogue quand l'ophtalmie, quoique bornée à une seule conjonctive, rend pourtant l'œil sain trop sensible au contact des corps lumineux et même du jour. — C'est encore en vertu de la sympathie intime qui unit les deux yeux, que la démangeaison qu'on y éprouve d'un côté, cède au frottement exercé sur l'œil du côté opposé.

L'entrecroisement des nerfs optiques, reconnu chez les poissons, et admis par analogie chez l'homme ; ou, si l'on s'en tient à ce qui est visible en nous, le rapprochement de ces nerfs au-devant de la fosse pituitaire, nous rend parfaitement raison des rapports constans que les yeux ont ensemble, tant dans l'exercice de leurs fonctions que dans les cas pathologiques.

ARTICLE II.

Sympathies de l'appareil de l'audition.

Lorsque l'inflammation affecte, soit l'oreille

---

ne serait point remplie; tandis que le resserrement de cette ouverture est sympathique, lorsqu'il est suscité par une stimulation anormale, agissant sur l'œil opposé. Car, dans l'ordre naturel suivant lequel s'exerce la vision, ce n'est point la rétine du côté droit qui doit réagir sur l'iris du côté gauche; chacune de ces membranes érectiles reçoit l'influence de la membrane nerveuse qui lui correspond.

interne, soit l'un ou l'autre des conduits auditifs, il n'est pas rare de voir la phlegmasie se faire ressentir successivement à ces différentes parties, tantôt en se propageant de l'une à l'autre, tantôt en y produisant seulement des douleurs sympathiques.

On sait aussi que l'affection de l'un des deux appareils auditifs peut se communiquer secondairement à celui du côté opposé. Les oreilles sont pourtant, l'une à l'égard de l'autre, beaucoup plus indépendantes que les yeux, soit dans l'état physiologique, soit quant aux phénomènes morbides.

L'appareil auditif et celui de la vision paraissent n'entretenir entr'eux aucune relation sympathique bien déterminée; car si, dans l'otite aiguë, l'œil s'injecte parfois, c'est qu'il participe, comme toute la tête, à l'afflux du sang vers les parties supérieures, et cela n'indique aucun rapport particulier.—Bien des gens s'imaginent guérir les inflammations chroniques de la conjonctive, en portant habituellement des anneaux qui traversent le lobe auriculaire, et y entretiennent, pour les premiers tems, un point très-léger d'irritation. Mais, quand même le succès de cette pratique serait bien démontré, cela n'établirait pas encore de sympathie spéciale entre les appareils dont je parle, puisque toute partie de la surface cutanée autre que celle qui recouvre le pavillon de l'oreille, peut être également le siége d'une révulsion avantageuse, comme nous le verrons à l'article V.

ARTICLE III.

Sympathies de l'appareil de l'olfaction.

Cet appareil, qui consiste en une simple membrane muqueuse étendue sur les parois des fosses nasales et des sinus, est le plus simple des appareils des sens, comme il est aussi celui de tous qui entretient le moins de relations avec les autres organes de l'économie. Si l'affection de cette membrane s'accompagne fréquemment de celle des membranes conjonctive, buccale, pharyngienne, laryngienne, etc., ce n'est point, la plupart du tems, en vertu de sympathies particulières, mais bien par l'effet de la propagation du mal qui s'étend ainsi par continuité de tissu.

En effet, la membrane pituitaire ne sympathise guère, avec les organes de la vue, que dans un bien petit nombre de circonstances. Encore, lorsqu'on voit le coryza et l'irritation passagère causée par l'impression des poudres de tabac, d'euphorbe, de muguet, déterminer un larmoiement consécutif, peut-on mettre en doute si ce phénomène résulte d'une sympathie qu'établirait entre l'œil et les fosses nasales la branche que l'ophtalmique fournit aux nerfs olfactifs, ou bien si l'irritation est simplement transmise de proche en proche, le long de la membrane qui tapisse les voies lacrymales.—Même indécision par rapport à l'éternuement que nous pouvons exciter en nous, à volonté, en fixant le soleil et les corps lumineux.—Regarderons-nous, enfin, comme effet de quelque connexion sympathique, l'enchifrenement dont s'accompagnent parfois les otites internes qui sévissent avec beaucoup d'intensité? —Je connais une dame affectée d'un polype des fosses nasales, qui commence à perdre l'ouie, et qui ne conserve l'usage du goût que pour les alimens très-assaisonnés; mais j'avoue que ce fait n'est pas plus concluant que les autres, puisque cette surdité commençante peut être attribuée à l'extension des végétations polypeuses jusqu'à l'orifice guttural de la trompe d'Eustache.

ARTICLE IV.

Sympathies de l'appareil du goût.

La langue, les lèvres, la face interne des joues, le palais, les dents, le septum-staphylin et les glandes salivaires, tels sont les organes que je regarde comme composant spécialement l'appareil du goût. Le pharynx, l'œsophage et l'estomac lui-même sont loin, je le sais, d'être insensibles au contact des corps sapides; mais comme ils sont plus particulièrement chargés de fonctions qui appartiennent à la vie de nutrition, nous nous bornerons ici à étudier les sympathies des organes du goût proprement dits.

Puisqu'il faut, pour éviter la confusion, rapporter à la synergie toute réaction qui s'exerce entre deux ou plusieurs organes pour l'exercice d'une fonction naturelle, nous nous garderons bien de présenter comme sympathique l'excrétion de la salive occasionée par la présence, dans la bouche, d'un corps alimentaire ou sapide. Toutes les fonctions nous fourniraient des phénomènes analogues qu'il est fort important de distinguer enfin des véritables sympathies; et, je le répète, cette distinction devient très-facile à faire, en réduisant la synergie à ce qu'elle doit être, et en se rappelant la définition que j'en ai donnée d'après Barthez.

Les différens organes du goût sympathisent fréquemment entr'eux : il est assez commun de voir une glande salivaire affectée, réagir sur celle qui lui correspond de l'autre côté; tantôt celle-ci augmente son action sécrétoire, tantôt elle n'agit plus qu'imparfaitement, ou cesse d'agir en aucune façon.—L'inflammation peut se transmettre d'une parotide à l'autre, et les attaquer toutes les deux à la fois ou successivement.—Les dents ont entr'elles des relations plus fréquentes encore : il n'est pas rare en effet que tous ces os, c'est-à-dire leur pulpe, deviennent douloureux, quoique un seul soit atteint de carie.—On voit tous les jours deux dents qui se correspondent, se carier ensemble ou à peu d'intervalle de l'une à l'autre, et je ne balance pas à attribuer cette double perte à la sympathie qui lie tous les organes pairs. Bichat souffrait d'une grosse molaire intacte, toutes les fois que la pareille qui était cariée devenait douloureuse. —Les lésions dentaires portent sur les glandes salivaires une influence bien marquée par la salivation, et par le gonflement de ces organes sécrétoires qui accompagnent l'odontalgie et la carie.—Les phlegmasies buccales, les aphtes produisent les mêmes effets sympathiques.

Les organes de la vision et ceux du goût sympathisent rarement ensemble ; il est pourtant des ophtalmies causées et entretenues par la carie d'une ou de plusieurs dents.

L'appareil de l'audition offre à l'observateur des rapports plus intimes avec l'appareil du goût. Certains bruits occasionent des grincemens de dents fort désagréables. — Certaines odontalgies font ressentir dans l'oreille des douleurs profondes, sans que les membranes buccale et du canal d'Eustache soient affectées.—Barthez a vu un individu chez lequel se succédaient alternativement des douleurs à la langue et la surdité.—Tissot rapporte une observation analogue : c'est celle d'un sourd qui ne pouvait se toucher l'orifice du conduit auditif gauche, sans éprouver aussitôt de la douleur au côté correspondant de la langue. On peut admettre comme moyen de communication dans ces diverses circonstances, l'anastomose de la corde du tympan avec le nerf maxillaire inférieur.

L'odorat préside aux fonctions de l'appareil du goût : aussi la plupart des phénomènes qui décèlent quelques relations entre ces deux sens, rentrent-ils dans la classe des synergies. Je rappelle pourtant ici cette abolition du goût que j'ai dit exister chez une dame affectée d'un polype des fosses nasales, quoique cette végétation ne soit pas assez considérable pour empêcher entièrement l'air de traverser cette cavité.

ARTICLE V.

Sympathies de l'appareil du tact.

Je comprends, comme je l'ai déjà dit, dans cet appareil, non-seulement l'épiderme et la peau, mais encore le tissu cellulaire sous-cutané, les ganglions et vaisseaux lymphatiques sous-jacens, et le système pileux. Or, en ne considérant d'abord que les relations réciproques des différentes parties de la surface extérieure et des accessoires que j'y ai joints, on juge déjà de l'importance et du nombre des sympathies de ce genre.

En effet, il n'est pas de portion de la peau qui ne corresponde au reste du tissu cutané : les érysipèles ambulans et les dartres nous en fournissent des preuves très-multipliées. — Un vieil ulcère à la jambe vient-il à se cicatriser tout-à-coup? aussitôt on voit sur un autre point s'élever de petites pustules ; ou bien il s'établit des dartres, un érysipèle. Est-il des parties de la peau qui aient des rapports plus intimes avec telle portion de son étendue qu'avec toutes les autres? Je ne pense pas qu'on puisse rien déterminer rigoureusement à cet égard. Voici pourtant quelques faits extraordinaires, dans lesquels il semble qu'on ait pu observer quelque chose de semblable. Un homme, dont parle Hales, ressentait au haut de l'épaule gauche une douleur pongitive, quand il grattait un bouton placé en-dehors et au-dessous du genou droit. — Un médecin très-recommandable, chargé du service chirurgical d'un des hôpitaux de Paris, m'a dit avoir observé souvent sur lui-même un fait qui confirme parfaitement celui-ci : plusieurs fois il lui est arrivé d'éprouver des démangeaisons à la partie interne de la cuisse droite, et de ressentir vers le bas de l'épaule, du même côté, une douleur légère, dès que la main venait à rencontrer un certain endroit de la cuisse où les démangeaisons étaient les plus vives. — Théden rapporte qu'une femme ayant le bras droit paralysé, on y appliqua un vésicatoire qui n'opéra point sur le lieu où il fut mis; mais bien sur le bras gauche, au lieu correspondant, où il excita de la rougeur et des douleurs vives pendant tout le temps qu'il resta au bras opposé. Cependant la paralysie de ce membre se dissipa et se jeta sur le bras gauche. On appliqua également sur celui-ci un vésicatoire, dont l'action se porta semblablement au bras droit, et y causa de la douleur et de la rougeur. Enfin, la paralysie des deux bras étant guérie, les vésicatoires n'eurent plus rien de commun dans leurs effets (1). — On sait que Cullen éprouvait à la plante des pieds un chatouillement désagréable, pour peu qu'il se fît lécher les mains par un chien.

On trouve des exemples de la sympathie existant entre la peau et les tissus sous-jacens, dans le resserrement du scrotum que le froid occasione

(1) Quelque incroyable que paraisse cette observation, je la cite parce que le nom de l'auteur semble la garantir, et parce qu'elle est relatée dans la plupart des ouvrages qui traitent des sympathies, sans que personne l'ait encore révoquée en doute.

chez presque tous les hommes, et dans les engorgemens que la même cause produit quelquefois sur les nouveaux-nés dont la peau jouit d'une grande sensibilité. Ici la surface extérieure qui reçoit l'impression reste intacte, et c'est sur les parties situées plus profondément que le froid porte son influence sympathique. Il n'en est pas ainsi dans les érysipèles phlegmoneux, puisque alors l'inflammation se communique immédiatement du tissu malade au tissu contigu. — Regardera-t-on comme sympathique, ou bien attribuera-t-on à l'absorption et au contact du pus l'engorgement des ganglions et des vaisseaux lymphatiques situés aux environs des vésicatoires, des dartres, des ulcères, et de quelques autres lésions de la même nature ? Tout en admettant l'action directe du pus, dans certains cas, il me semble qu'on ne peut se refuser à croire que, dans quelques circonstances aussi, l'irritation de la peau ne puisse être sympathiquement répétée dans les ganglions et les lymphatiques qu'elle recouvre.

C'est à la faveur des rapports que les organes de la vision entretiennent avec la peau et le tissu cellulaire sous-cutané, que le médecin parvient si souvent à détruire des ophtalmies très-rebelles, et qu'il se rend maître de certaines affections qui peuvent entraîner avec elles la perte du sens précieux de la vue. Il est des points de la surface cutanée où l'action des révulsifs est plus particulièrement avantageuse dans les maladies des yeux. On connaît, par exemple, l'utilité des vésicatoires appliqués, soit derrière les oreilles, soit à la nuque ou au bras, dans les ophtalmies chroniques; celle des pédiluves et des sinapismes dans l'état aigu de la même affection; celle enfin du séton établi derrière le cou, dans l'amaurose commençante, et pour favoriser la cicatrisation des ulcères de la cornée. Si l'on considère en outre combien d'ophtalmies surviennent à la suite de la suppression peu ménagée des dartres, des plaies anciennes, des cautères auxquels l'économie est habituée, aussi bien qu'après le refroidissement de la plante des pieds, etc., on reconnaîtra que la peau a sur les yeux la plus grande influence, tandis que ces organes n'en exercent presque aucune sur elle. J'ai vu cependant un officier être affecté alternativement, et à plusieurs reprises, d'ophtalmie syphilitique, et de pustules de la même nature.

Comme tous les viscères tapissés de membranes muqueuses, l'oreille est très-susceptible de recevoir de la part du système cutané des impressions plus ou moins graves et durables. Nous en trouvons plus d'un exemple en recherchant les causes ordinaires de l'otite. Ce sont des variations brusques de l'atmosphère qui frappent d'inaction les exhalans de la peau; c'est la suppression subite d'une subirritation, d'une phlegmasie de cet organe (dartres, érysipèle). Au contraire, on ne voit guère l'oreille réagir sur la peau, à moins qu'on ne regarde comme effet de cette réaction le frémissement et la sensation de froid que produisent certains sons tantôt agréables, comme ceux de la bonne musique, tantôt pénibles, comme des cris aigus, des intonations fausses. En effet, dans cette circonstance, l'effet consécutif dont la peau est le siége paraît si prompt, si instinctif, si indépendant de la réflexion, qu'on peut le croire excité directement par l'impression exercée sur une oreille délicate. Remarquons à cette occasion qu'il n'en est pas ainsi, lorsque les phénomènes secondaires sont dus à une opération intellectuelle sans laquelle on n'observerait aucune relation semblable. La sympathie existe alors, non pas entre le sens et l'organe où se manifeste la réaction, mais bien entre cet organe et le centre sensitif. Cela est si vrai que le même effet s'observe également, quel que soit le sens qui ait transmis au cerveau l'impression première. L'odeur et la vue d'un mets font venir, comme on dit, l'eau à la bouche, pourvu toutefois que le *moi* soit averti par l'estomac du besoin d'alimens. — La vue, le contact d'une femme, le récit et le souvenir de ses attraits stimulent de la même manière l'imagination, qui réagit à son tour sur les organes génitaux. Revenons aux sympathies de l'appareil du tact.

La peau sympathise activement avec la membrane des fosses nasales, puisque le coryza est presque toujours dû au refroidissement de cet organe. La peau qui recouvre les extrémités inférieures paraît surtout être en rapports très-intimes avec la membrane pituitaire : j'ai fréquemment réussi à me débarrasser du coryza en une nuit, avec la seule précaution de me tenir les pieds plus chauds qu'à l'ordinaire. Un pédiluve procure souvent le même avantage.

Les organes du goût sont bien loin d'être indépendans de l'influence de l'atmosphère sur la surface cutanée. Combien d'odontalgies, de gonflemens gengivaux, de fluxions enfin qui reconnaissent pour cause le froid ou l'humidité! Si les habitans de certains pays marécageux voient presque tous leurs dents se carier et tomber prématurément, il est naturel d'attribuer la perte de ces os précieux à l'action continuellement exercée sur la peau, par les émanations humides et malsaines auxquelles ces sujets sont soumis. Je sais que l'état des viscères gastriques influe beaucoup aussi sur les dents; mais il n'en est pas moins vrai que l'humidité de l'atmosphère qui produit des fluxions et des odontalgies, doit, lorsqu'elle est habituelle, déterminer à la longue la carie et la chute des dents. — Les glandes salivaires ne sont pas moins sensibles à la température extérieure, puisqu'il suffit de s'exposer au froid pendant un traitement mercuriel, pour que la salivation s'établisse, tandis que la chaleur et les bains éloignent au contraire cet accident. — On a vu des affections aiguës des dents et des gencives occasioner des érysipèles : ces organes sont donc susceptibles de sympathiser activement avec la peau. — Enfin on sait que chez quelques enfans la dentition s'accompagne de l'engorgement des glandes du cou et du tissu cellulaire environnant.

ARTICLE VI.

Sympathies de l'appareil de la perception.

Le cerveau, le cervelet, la moelle épinière, leurs nerfs et leurs membranes sont enchaînés par des relations synergiques au moyen desquelles ils remplissent régulièrement leurs fonctions ; mais ils sont en outre unis entr'eux par des rapports véritablement sympathiques que nous allons rechercher, malgré l'obscurité où nous laisse plongés le défaut de connaissances positives sur les fonctions et sur les maladies propres à chacune des portions de cet appareil.

Quoique le médecin ne soit pas toujours bien

sûr des limites où s'arrête la lésion des tissus soustraits à l'inspection des sens, il est cependant avéré que l'inflammation bornée aux méninges, ou seulement la phlegmasie de l'une d'elles, occasione, pour l'ordinaire, le délire, l'abolition des facultés intellectuelles, les convulsions, la perte de la sensibilité et des mouvemens, avant qu'on puisse attribuer ces accidens à la compression du cerveau par un épanchement sanguin, séreux ou purulent. — La dure-mère et le péricrâne se communiquent fréquemment leurs affections, comme on le voit lorsque la frénésie est causée par une contusion, une piqûre à la tête, ou bien par l'ustion, l'insolation ou l'application sur cette partie d'une substance irritante; lorsque la phlegmasie des méninges fait naître des abcès entre le crâne et le péricrâne, etc. Il est vrai que la membrane fibreuse extérieure communiquant avec celle de l'intérieur par une infinité de prolongemens directs, il faut, dans bien des cas, admettre une extension de la maladie de proche en proche, plutôt qu'une véritable sympathie; mais il n'en est pas moins probable que les lésions du péricrâne peuvent retentir dans l'intérieur de la cavité, et affecter sympathiquement les organes encéphaliques.

Le tétanos, rangé par M. Pinel parmi les névroses, et dont le siége paraît être la moelle rachidienne, est quelquefois survenu à la suite de la piqûre de la dure-mère par une esquille. Plus souvent on l'observe quand un nerf a été lésé ou divisé incomplétement : aussi la piqûre des parties qui reçoivent beaucoup de filets nerveux, la plante des pieds, par exemple, est-elle regardée comme une des causes les plus fréquentes de cette funeste maladie. — Les convulsions et l'épilepsie sont quelquefois les suites d'une lésion de la même nature.

Les nerfs entr'eux sympathisent de quatre manières différentes. 1° Deux nerfs d'une même paire: nous avons vu qu'un optique étant affecté, souvent l'autre s'affecte aussi; souvent encore les nerfs des membres nous offrent la même correspondance avec leurs pareils. Bichat cite une femme qui fut long-tems à souffrir d'une sciatique du côté gauche ; dans les changemens de tems, une douleur absolument semblable se répandait sur le trajet du nerf du membre opposé. Deux vésicatoires lui ayant été appliqués sur la cuisse primitivement malade, la douleur disparut en même tems des deux côtés au bout de douze heures. — On voit très-fréquemment des douleurs qu'on appelle vagues, abandonner entièrement le membre qui en était le siége, se transporter sur l'autre membre, et les attaquer ainsi tour à tour à plusieurs reprises, avant qu'on parvienne à s'en rendre maître. 2° Quelquefois deux nerfs du même côté sympathisent sans appartenir au même tronc : ainsi, nous l'avons déjà noté, la lésion du rameau frontal de l'ophtalmique cause une cécité subite par l'affection de l'optique. 3° Dans d'autres cas, ce sont les branches d'un tronc commun qui s'influencent réciproquement, comme quand, un rameau des temporaux superficiels étant intéressé dans l'opération de l'artériotomie, toute la face qui reçoit aussi ses nerfs de la cinquième paire, devient douloureuse. 4° Enfin la lésion d'un nerf ne peut-elle pas se répéter dans un nerf éloigné, différent et du côté opposé?

Les passions, les affections de l'ame qui nécessitent toujours l'exercice des facultés intellectuelles, et que pour cela nous devons rapporter au centre nerveux sensitif, quelle que soit d'ailleurs leur origine, les émotions tristes ou gaies agissent manifestement sur les organes de la vision. On pleure dans le chagrin ; on verse des larmes de joie. —Les yeux s'injectent et se gonflent dans la colère ; ils sont abattus, immobiles dans la crainte et dans la tristesse ; enfin les yeux sont, comme on le dit, le miroir de l'ame. Nous avons admis précédemment que les organes sont d'autant plus aptes à contracter les sympathies, qu'ils jouissent d'une activité vitale plus énergique : or nous trouvons ici l'application de cette loi générale, puisqu'on observe tous les jours que les êtres lymphatiques, ceux chez lesquels le système glanduleux est prédominant, les femmes, les enfans sont précisément ceux chez qui les affections morales déterminent le plus facilement la supersécrétion des larmes. On peut considérer cette excrétion sympathique comme une crise favorable, puisqu'on dit que les pleurs soulagent. C'est ici le même phénomène que celui qui caractérise toutes les évacuations critiques.

Si les affections passagères du cerveau ont tant d'influence sur l'organe de la vue et ses annexes, à plus forte raison verrons-nous ceux-ci partager plus ou moins les désordres produits par les lésions plus durables de l'encéphale. Dans l'ivresse, dont les phénomènes les plus apparens partent sans contredit du cerveau, les yeux ont une expression particulière; la pupille est dilatée et presqu'immobile. Le même état d'hébétement s'observe dans les épanchemens, de quelque nature qu'ils soient, et dans une foule de maladies qui, sans avoir leur siége à la tête, réagissent sur les organes qu'elle contient de manière à les faire participer au malaise primitif. — Dans les phlegmasies encéphaliques, tantôt l'œil est fixe, le regard farouche, la conjontive injectée comme dans la frénésie; tantôt, dans les affections profondes du cerveau, telles que l'apoplexie, la céphalite, l'œil est chassieux et larmoyant, le regard fixe et hébété, la pupille dilatée et insensible à la lumière. D'autres fois, au contraire, l'impression de la clarté la plus faible blesse la sensibilité de la rétine, et force l'iris à se resserrer. — Dans l'épilepsie, l'œil s'injecte, ses muscles entrent en convulsion, la pupille élargie reste sans mouvement, quelque vive que soit la lumière qu'on présente à la vue. — Dans les différentes espèces de folies enfin, les yeux prennent une expression relative au genre d'égarement; expression qu'ils conservent ordinairement dans les intervalles de lucidité, et quelquefois même après la guérison. — Le strabisme, la paralysie du releveur de la paupière, l'amaurose et ses différens degrés sont souvent dus à une affection quelconque du cerveau; une chute, un coup sur la tête, peuvent produire ces accidens consécutifs, ainsi que des éblouissemens, des tournoiemens, la diploplie, etc. C'est donc avec la plus grande attention que nous devons considérer l'état de l'œil, toutes les fois que nous voulons connaître les affections morales et pathologiques de l'encéphale. La fixité du regard, l'étendue de l'ouverture de l'iris sont surtout d'un grand secours pour établir le diagnostic des irritations cérébrales qui attaquent si fréquemment les enfans : ces signes joints à la somnolence sont à peu près les seuls qui puissent guider le médecin avant le développement des facultés intellectuelles, et jusqu'à l'époque où ces jeunes malades peuvent, au moyen de la parole, rendre compte de la douleur et des sensations qu'ils éprouvent.

L'encéphale, à son tour, n'est point insensible aux lésions de quelque importance, qui affligent les organes de la vision. On a vu des blessures du sourcil occasioner des convulsions. D'un autre côté, Schenckius a été témoin d'une paralysie presque générale, produite par la même cause, et qui dura plusieurs mois. Au reste, j'observerai, avec M. le professeur Richerand, que toutes les fois que les contusions du sourcil ont été suivies de délire, d'assoupissement, ou même de la mort, comme cela s'est offert à Petit de Namur, c'est moins peut-être à la lésion de la branche frontale de l'ophtalmique qu'à la commotion du cerveau ou même à la fracture de la voûte orbitaire, que l'on doit attribuer ces suites funestes d'une plaie en apparence légère. Si pourtant la piqûre ou la plaie avaient été faites sans contusion, on serait forcé de regarder comme sympathiques les symptômes cérébraux, en les attribuant soit à la lésion du nerf, soit à celle du péricrâne, qui, comme nous l'avons vu, a des relations directes avec l'encéphale.— L'ophtalmie, portée à un certain degré d'intensité, cause de la céphalalgie qui se rapporte à différentes parties de la tête, mais particulièrement à la nuque. — L'amaurose, qu'elle soit primitive, ou qu'elle dépende d'une affection cérébrale, l'exophtalmie, le cancer de l'œil ne s'accompagnent-ils pas toujours de douleurs profondes et lancinantes à la tête? — Enfin, n'a-t-on pas vu trop souvent le délire et la mort suivre la désorganisation du globe, ou seulement l'inflammation survenue après les opérations pratiquées sur cet organe délicat, ou causée par des coups violens, des piqûres, etc. Il est à peine nécessaire de rappeler que, dans tous les cas, la sympathie n'a lieu que lorsque le mal ne s'est point propagé par voie de contiguïté ou de continuité de tissus.

Les prolongemens du cerveau, la moelle épinière et les nerfs paraissent avoir avec l'œil des connexions positives, quoique l'obscurité de leur pathologie fournisse rarement l'occasion de les observer. Plutarque rapporte qu'Alexandre-le-Grand pensa perdre la vue à la suite d'un coup de pierre qui le frappa derrière les vertèbres cervicales. — Quelques expérimentateurs ont vu la ligature, ou la section de la huitième paire et des nerfs intercostaux, chez les chiens, occasioner la diminution du volume de l'œil, le resserrement de la pupille et le changement des couleurs de l'iris. — Bidloo, ayant déchiré la moelle rachidienne d'un de ces animaux, au moyen d'un stylet enfoncé profondément entre l'occipital et l'atlas, observa, avant l'espace de trois jours, l'affaiblissement de la vue, l'ulcération de la cornée, la chute du globe, puis enfin des convulsions funestes. — Schmiedel raconte qu'un homme qui avait reçu un coup d'épée traversant l'épaisseur de la poitrine entre la troisième et la quatrième côte, perdit la vue jusqu'à la cicatrisation de la plaie; ce qu'il attribue à la lésion du nerf intercostal. Ces faits paraîtront peut-être trop peu nombreux et trop peu concluans, pour servir à fixer nos idées par rapport aux relations sympathiques des organes qui nous occupent. Quoi qu'il en soit, on ne saurait nier celles qui existent entre l'œil et les nerfs, dans les cas assez communs de névralgies, où l'on voit les pleurs couler parfois en abondance et procurer du soulagement.

Les lésions de l'appareil de l'audition et celles des fosses nasales peuvent, lorsqu'elles ont acquis un certain degré d'intensité, retentir avec plus ou moins d'énergie dans les organes encéphaliques. L'otite et le coryza s'accompagnent presque toujours de céphalalgie; la première de ces phlegmasies cause parfois l'insomnie, le délire, l'épilepsie, l'arachnitis et la mort. Je l'ai vue, chez un enfant, occasioner des convulsions. La douleur, si vive dans ces circonstances graves, contribue beaucoup à développer l'irritation consécutive du cerveau et de ses membranes. Les mêmes accidens compliquent l'otite, sans mettre en jeu les sympathies, lorsque l'inflammation parvient de proche en proche jusqu'à l'intérieur de la tête.

L'apoplexie s'est quelquefois annoncée par l'épistaxis; et il n'est pas rare que cette hémorrhagie survienne comme crise favorable dans les congestions cérébrales, dans le délire, l'épilepsie, etc. Enfin, on se sert efficacement des liaisons sympathiques de la muqueuse nasale avec le cerveau, dans la commotion, les accès épileptiques, les affections vaporeuses et la syncope, puisqu'on parvient souvent à dissiper ces accidens au moyen des vapeurs du vinaigre ou de l'ammoniaque dirigées vers les narines.

Les organes contenus dans la cavité crânienne, peut-être même leurs prolongemens et les nerfs, sont très-prompts à répondre aux affections dentaires et gengivales. C'est dans le premier âge, lorsque la pulpe très-développée jouit d'une activité très-grande, qu'on est à même d'observer les accidens fâcheux dont s'accompagne la dentition. Céphalalgie, convulsions, délire, épanchemens, tels sont les effets trop fréquens de l'irritation consécutive de l'encéphale, dans ces momens funestes à un si grand nombre d'enfans. L'adulte n'est pas exempt de pareilles complications : Fauchard cite l'observation d'une migraine rebelle depuis long-tems et que l'extraction d'une dent fit disparaître aussitôt. —Tissot parle d'un spasme des muscles de la mâchoire qui fut guéri par l'arrachement de deux dents cariées ; et d'une convulsion des muscles de la gorge qui occasiona la mort, et dont la source primitive était dans une dent gâtée. — D'où vient qu'on dit : *écumer de rage ?* c'est que cette passion qui affecte vivement le centre sensitif, détermine la salivation, en retentissant dans les glandes chargées de l'élaboration de la salive. — Enfin, un des phénomènes les plus constans dans l'épilepsie, c'est l'excrétion abondante d'une écume visqueuse, qui atteste d'une manière évidente une réaction cérébrale.

Le centre nerveux de relation peut être affecté diversement par suite des modifications que la peau éprouve dans sa sensibilité. Tel était le cas de cette jeune femme qui, au rapport de M. le docteur Monfalcon, ne pouvait promener la main sur une étoffe de velours sans tomber en défaillance. — L'impression d'un grand froid sur les nouveaux-nés, celle d'une vive chaleur sous le ciel brûlant de l'Afrique produisent également le tétanos. —Le chatouillement, et particulièrement s'il est exercé, aux hypocondres, à la plante des pieds, excite d'abord le rire, puis des mouvemens brusques et involontaires, des convulsions, des vomissemens, et même la mort, comme on l'a vu en France, dans le tems où ce genre de supplice fut employé contre les protestans fidèles à leur loi. D'un autre côté, Alexandre d'Aphrodisée prétend avoir vu le chatouillement de la plante des pieds procurer le sommeil. Or, cette opération, aussi bien que les frictions et l'application du magnétisme animal, portent très-certainement leur action sur le cerveau.

Celui-ci réagit non moins fortement sur l'organe du tact et sur ses dépendances. Cela est particulièrement évident dans les affections morales et les passions. La colère et la crainte font dresser les cheveux; les longues contentions d'esprit les font, dit-on, blanchir; on a vu parfois ce changement de couleur s'opérer en huit jours et même en une nuit, par suite de pensées tristes ou de violens chagrins. — Combien de modifications la peau n'a-t-elle pas à recevoir de la part des passions et des affections morales! Tantôt on la voit rougir, à la face surtout, de modestie, de contrariété, de plaisir, ou de fureur; tantôt la crainte, la surprise, la colère, l'horreur lui impriment une pâleur soudaine, accompagnée d'un sentiment de froid, d'un resserrement particulier, de suppression de la transpiration, ou bien, au contraire, d'une sueur froide. D'autres fois.

chez les femmes sanguines, ce sont des ecchymoses qui suivent les affections vives de l'ame : enfin, on a vu des érysipèles et des dartres qui ne reconnaissaient pas d'autre cause. Cela peut même passer en habitude, puisque Fallope a connu une femme qui, toutes les fois qu'elle se mettait en colère, était prise d'un érysipèle au nez qui se résolvait facilement.—Le comte de...., compromis dans l'affaire de Pichegru, consulta autrefois mon père pour une exhalation sanguine qui s'était opérée sur toutes les parties de son corps recouvertes de poils, au moment où il fut informé qu'il était poursuivi.

Dans les nombreuses maladies cérébrales, le médecin réussit souvent à fixer sur la peau une irritation qui suspend sympathiquement celle de l'encéphale. Les vésicatoires à la nuque, aux membres, sur le crâne, les sinapismes aux pieds, les sétons, le moxa sont autant de moyens énergiques et salutaires, lorsque leur emploi est sagement concerté. En effet, les liaisons sympathiques de la peau avec les viscères sont telles, que si l'irritation de ceux-ci est trop intense pour céder à l'irritation artificielle, l'une s'ajoute à l'autre, la souffrance du viscère s'accroît de celle qu'on a imprudemment infligée à la peau, et le même moyen qui aurait procuré du succès dans un état moins aigu, devient cause d'une augmentation funeste du mal. Cette observation, sur laquelle M. le professeur Broussais a particulièrement insisté à propos des phlegmasies gastro-intestinales, et qui s'applique également à toutes les autres maladies de ce genre, trouve naturellement sa place ici: elle explique la différence des résultats qui ont été obtenus de l'emploi des vésicatoires sur la tête dans les céphalites, les apoplexies, les commotions, etc., suivant le degré d'acuité de ces affections, et suivant qu'elles avaient ou non été combattues par des saignées préliminaires. — La nature nous indique elle-même des moyens curatifs : en effet, nous lisons dans les Épidémies d'Hippocrate l'histoire d'un malade qui fut guéri d'une encéphalite, après quarante jours de maladie, par la suppuration d'un phlegmon au périnée. C'est encore là un de ces phénomènes sympathiques que l'on appelle crises.

ARTICLE VII.

Sympathies de l'appareil de la locomotion.

Les muscles, les aponévroses et les tendons, les os, le périoste, les cartilages, les ligamens et les synoviales, telles sont les parties dont nous devons rassembler dans cet article les sympathies mutuelles, et celles qu'elles entretiennent avec les six premiers appareils de relation. La plupart de ces organes ne jouissant que d'une vitalité peu énergique, ressentent rarement les affections des autres viscères; et c'est plus rarement encore qu'ils réagissent les uns sur les autres.

Il est pourtant des circonstances oùl 'on observe des sympathies de ce genre. Dans la coxalgie, les douleurs de l'articulation du genou constituent un signe qui ne manque jamais; cette articulation est même plus douloureuse que ne l'est celle où siège le mal.—Les affections articulaires sont très-sujettes à changer de place : la goutte parcourt quelquefois successivement toutes les articulations des membres; dans d'autres cas, elle se porte brusquement d'une extrémité à l'autre, comme chez un homme dont parle Forestus.—Les phlegmasies musculaires n'ont guère plus de stabilité que les fibreuses, puisqu'il est très-ordinaire de les voir attaquer tour à tour les membres supérieurs et inférieurs, ou passer alternativement de l'un à l'autre côté.—La piqûre du périoste ou d'un tendon, dans l'opération de la saignée au pied ou au bras, a parfois été suivie du gonflement de tout le membre.

Le système musculaire de relation n'entretient avec les yeux et les oreilles presqu'aucuns rapports immédiats; car les affections de ces organes ne se font jamais ressentir aux muscles, qu'en agissant d'abord sur le cerveau : c'est donc à ce centre nerveux qu'il faut rapporter la cause de la stupeur du bras gauche, observée par Fabricius chez un individu qui portait une petite boule de verre dans l'oreille du même côté. Les oreilles, au contraire, et peut-être aussi les yeux, sont susceptibles de s'affecter sympathiquement dans quelques inflammations des muscles et du tissu fibreux; ainsi l'otite et l'ophtalmie peuvent servir de crise dans ces circonstances.

Je ne connais qu'un fait qui soit propre à faire soupçonner l'existence de quelque sympathie entre le système musculaire et les organes olfactifs: c'est l'histoire, rapportée par Cabanis, d'un homme qui ne fut débarrassé d'une affection rhumatismale très-opiniâtre, que par l'établissement d'un coryza qui dura près de deux ans.

On croirait, au premier abord, trouver beaucoup d'exemples de sympathies des muscles avec l'appareil du goût; mais on change bientôt d'avis, quand, en approfondissant la nature et la cause déterminante des convulsions ou de la paralysie, que déterminent quelquefois les lésions dentaires, on reste convaincu que la réaction sympathique a porté, non sur le système musculaire, mais bien sur l'organe central des mouvemens de relation.

Les relations sympathiques des muscles et de l'appareil du tact nous sont indiquées par le tremblement involontaire qui résulte de l'action du froid sur la peau; par l'examen de quelques-unes des causes du rhumatisme; enfin, par les moyens curatifs, les crises, les métastases qui terminent cette phlegmasie, aussi bien que la goutte, aux dépens du système cutané. Le lieutenant-général R. d'H. fut pris, au moment d'entrer en Espagne en 1823, d'une affection rhumatismale aiguë qui, comme cela lui était déjà précédemment arrivé, ne se termina qu'après l'éruption à la cuisse d'une multitude de petites pustules rapprochées dans un espace de la largeur de la main. Bientôt ces pustules se changèrent en autant d'ulcères larges d'environ deux lignes, qui privèrent pendant quelque tems cet officier-général de paraître à cheval à la tête de sa division. — Une autre personne de ma connaissance, sujette au rhumatisme, n'en a jamais été débarrassée qu'au moyen de quelque métastase à la peau.

D'après ce que nous avons dit (1) relativement aux convulsions et à la paralysie, nous ne saurions admettre comme sympathiques les phénomènes de contractilité musculaire qu'on nous donne généralement pour tels. Ainsi qu'une vive affection morale détermine la paralysie de la langue, comme il arriva à cette jeune fille, qu'une

(1) Page 27, paragraphe T.

passion violente, au rapport de Schwencke, priva pendant trois semaines de l'usage de la parole; que l'apoplexie, la commotion, les épanchemens, les plaies de la substance nerveuse, occasionent dans les muscles tels ou tels désordres, la sympathie est étrangère à leur existence, et c'est en vertu des lois synergiques que ces phénomènes de motilité décèlent la souffrance idiopathique ou consécutive des organes encéphaliques. — Les os et les ligamens sympathisent avec l'encéphale et le rachis : j'ai vu un jeune homme irritable pris deux fois de trismus au moment où l'on tentait l'extension de la cuisse fracturée à son col. — Les efforts de la réduction, en distendant les ligamens des articulations luxées, leur déchirement dans les tortures, la piqûre et l'inflammation d'une portion quelconque du tissu fibreux, ont fréquemment été suivis de convulsions qui prouvaient l'affection sympathique du centre nerveux de relation.

CHAPITRE II.

SYMPATHIES DES APPAREILS DE NUTRITION ENTR'EUX.

Nous avons, dans le chapitre précédent, parcouru tous les appareils qui établissent nos rapports avec les corps extérieurs, et nous avons noté les phénomènes sympathiques qui affectent chacun des organes de relation, par suite de la dépendance mutuelle et réciproque à laquelle ils sont tous soumis. Nous allons suivre ici la même marche relativement aux viscères destinés à entretenir la vie végétative de l'individu.

Tous les organes de nutrition peuvent se rallier à l'un ou à l'autre des trois appareils suivans : celui de la digestion, celui de la circulation, celui de la respiration. Ce sont donc trois articles que nous devons étudier successivement.

ARTICLE PREMIER.

Sympathies de l'appareil de la digestion.

Les viscères dont la réunion constitue l'appareil digestif, sont d'autant plus nombreux, que je comprends dans cette catégorie les organes destinés à la sécrétion de l'urine et à son expulsion, aussi bien que ceux des ganglions et vaisseaux chylifères et absorbans, qui sont contenus dans la cavité de l'abdomen. Ainsi les organes dont se compose l'appareil de la digestion, sont : la bouche, la langue, les dents, le pharynx, l'œsophage, l'estomac, les intestins, le foie, le pancréas, les ganglions et vaisseaux mésentériques, le péritoine, les reins, les uretères, la vessie, la prostate et l'urètre. Observons-les tour à tour, et voyons quelles sont les relations sympathiques qu'ils entretiennent les uns avec les autres.

La bouche, et les organes qu'elle contient, appartenant autant au sens du goût qu'à la mastication, j'ai parlé, dans le chapitre précédent, des sympathies qui les concernent. Je ne reviendrai donc plus sur ce sujet, et je passe de suite au pharynx. Nous remarquons d'abord qu'il doit sympathiser avec les autres portions des voies digestives, puisqu'il partage leur organisation et qu'il concourt à la même fonction. En effet, les attouchemens à l'isthme du gosier excitent, chacun le sait, les contractions de l'estomac, au moyen des communications qu'établissent différens rameaux du nerf pneumo-gastrique. — L'inflammation du ventricule se répète à son tour à la gorge, sans que la membrane muqueuse de l'œsophage soit aucunement affectée. De là les angines qui compliquent si fréquemment la gastrite; de là encore ce sentiment de constriction, et cette sensation d'un corps mobile, qu'on observe parfois dans cette phlegmasie, même chez l'homme, quoiqu'elle semble caractériser, chez les femmes, l'affection hystérique. — Heister remarque que l'inflammation bornée à l'estomac occasione une constriction sympathique du pharynx qui s'oppose à la déglutition.—Le soda n'est autre chose qu'une irritation du même viscère, dans laquelle le conduit alimentaire semble être en contact avec un fer ardent. On peut tirer un parti avantageux de ces relations, dans les cas d'angines pharyngées peu aiguës, et lorsque l'état de la muqueuse gastrique permet l'emploi d'un vomitif destiné à opérer la révulsion.

L'estomac se confond tellement avec la portion voisine du tube digestif, soit quant à ses fonctions, soit quant à ses maladies, qu'il est souvent fort difficile de distinguer d'une manière précise les sympathies actives ou passives, propres à chacune de ces parties. Heureureusement cette distinction est-elle inutile en thérapeutique; et on trouverait rarement l'occasion de l'établir, puisque la plupart du tems l'estomac et les intestins grêles se trouvent affectés simultanément. — On sait que la gastro-entérite aiguë ou chronique produit ordinairement la constipation; quelquefois, au contraire, l'inflammation retentit dans le colon, et la diarrhée vient compliquer la maladie primitive. — Quelques médecins, trop hardis, sans doute, sont parvenus à faire avorter des colites intenses, au moyen du tartrate de potasse et d'antimoine administré dès l'invasion; mais n'ont-ils pas à se reprocher aussi d'avoir souvent, par cette méthode perturbatrice, employée avant le tems, provoqué des gastrites, qui, venant encore aggraver l'affection première, la rendaient funeste, ou du moins beaucoup plus rebelle aux ressources de l'art? — Les toniques et toutes ces préparations pharmaceutiques, auxquelles on a recours dans les diarrhées chroniques, portent sur l'estomac une stimulation favorable à la muqueuse enflammée des gros intestins. — Peut-être est-ce à une sympathie particulière existante entre le ventricule et l'extrémité inférieure de l'iléon, qu'on doit attribuer un phénomène d'anatomie pathologique très-fréquemment observé, savoir : l'inflammation qui se manifeste par la rougeur ou l'ulcération des portions de membrane interne qui répondent à ces parties, tandis que la portion intermédiaire conserve l'aspect ordinaire et l'état de santé.

Les intestins, à leur tour, font aussi ressentir

aux premières voies leur influence sympathique : la lésion d'un point quelconque du tube digestif excite le vomissement, comme on le voit dans les hernies, dans les plaies du bas-ventre, dans les affections vermineuses et dans beaucoup d'autres maladies de ces viscères. — La suppression d'un flux hémorrhoïdal habituel est comptée parmi les causes de l'hématémèse.—Les hémorrhoïdes, dit l'auteur de l'*Histoire des Phlegmasies chroniques*, correspondent souvent à une gastro-duodénite qui rend en même tems le foie gonflé et douloureux.

Je ne parle point de l'augmentation des sécrétions biliaire et pancréatique, qui a lieu quand les voies digestives sont excitées par les alimens, ou lorsqu'elles sont en proie à une phlegmasie. Ce phénomène ne mérite nullement la qualification de sympathique, attendu qu'il est relatif aux fonctions réunies du foie, du pancréas et de la membrane muqueuse gastro-intestinale. J'en dirai autant de la constipation particulière qui résulte de la non-sécrétion ou de la rétention de la bile. Au contraire, l'inflammation et l'engorgement des ganglions lymphatiques du mésentère qu'on observe souvent après les phlegmasies aiguës ou chroniques des voies digestives, sont des phénomènes sympathiques qu'il ne faut pas perdre de vue. C'est parce qu'ils ne veulent pas se rendre compte de ce qui se passe en pareille circonstance, que certains médecins s'obstinent encore à stimuler opiniâtrément la membrane interne des intestins chez les sujets affectés du carreau. Quels succès peuvent-ils donc attendre de l'emploi des toniques fondans, anti-scorbutiques et autres, appliqués sans relâche sur une surface muqueuse enflammée ?

Les reins ont entr'eux les relations dont jouissent tous les organes pairs. Ainsi, celui d'un côté est-il enflammé, ou contient-il quelques calculs dont la présence trouble ses fonctions; celui du côté opposé redouble d'activité, et la sécrétion de l'urine s'opère à peu près en égale quantité que dans l'état normal.—D'autres fois, et cela est plus rare, l'affection de l'un se propage jusqu'à l'autre, et les urines sont notablement diminuées, ou supprimées même en totalité. — Baglivi nous rapporte un fait plus étonnant : c'est l'histoire d'une femme qui avait souffert des douleurs très-vives dans un rein qui fut trouvé sain après la mort, tandis que l'autre renfermait un calcul.

Les reins sympathisent aussi avec la vessie et l'urètre, et nous voyons souvent l'inflammation de ces derniers organes suspendre plus ou moins complétement la sécrétion de l'urine. M.. D., jeune homme vigoureux et sanguin, m'en a fourni, il y a quelques mois, un exemple remarquable.

Pris d'une blennorrhagie très-intense, et ne pissant point depuis douze heures, il crut qu'un obstacle mécanique s'opposait à la sortie de l'urine, et je fus mandé pour passer la sonde; mais considérant l'état de la verge, et n'apercevant à l'hypogastre aucune tumeur qui annonçât la réplétion de la vessie, je fis renouveler une forte application de sangsues au périnée et au-dessus du pubis; ce qui procura un soulagement bien marqué, et l'écoulement de quelques gouttes d'une urine épaisse et trouble. Le lendemain, les saignées locales ayant été réitérées, la sécrétion urinaire fut un peu plus abondante, et elle devint de plus en plus naturelle au fur et à mesure que l'inflammation se dissipait, et dans les reins et dans le canal de l'urètre.

Les voies urinaires sont constamment en rapport avec celles de la digestion : la moindre excitation de l'estomac ou des intestins apporte des modifications notables dans la quantité et la composition de l'urine sécrétée. — Combien ne voit-on pas de gastro-entérites aiguës déterminer soit l'inaction des reins, soit la paralysie momentanée de la vessie! L'incontinence d'urine s'observe aussi dans cette maladie, quoique moins fréquemment. — L'irritation du rectum, celle surtout qui est due à la présence des ascarides dans cet intestin, excite sympathiquement la contraction du viscère contigu.—La suppression des hémorrhoïdes passe pour une des causes de l'hématurie. Je remarque à cette occasion qu'il n'est point de maladie qu'on n'attribue, parfois peut-être un peu légèrement, au rhumatisme, à la goutte, aux hémorrhagies supprimées, aux dartres, aux exutoires habituels; ceci prouve au reste qu'un bien grand nombre d'affections est l'effet de liaisons sympathiques, qu'on ne peut par conséquent se dispenser de connaître, si l'on veut être praticien heureux.

Les reins, les uretères et la vessie réagissent à leur tour sur les organes principaux de la digestion : la néphrite, les calculs s'accompagnent d'éructations et de vomissemens. — « Toutes les fois que la vessie est remplie d'urine dont elle ne peut se débarrasser, on y sent, dit M. Broussais, des coliques qui se répètent dans le gros intestin, et déterminent des gaz fort incommodes. On reconnaît ici l'effet d'une véritable sympathie exercée sur le colon ; mais la réciprocité existe entre ces deux organes : car, dans les coliques venteuses, il est rare que la fonction de la vessie ne soit pas troublée. » —L'irritation produite par un calcul contenu dans ce viscère, aussi bien que le catarrhe vésical, déterminent, chez les enfans surtout, un ténesme opiniâtre, et de vives démangeaisons au rectum.

Après un grand nombre d'affections chroniques des viscères contenus dans l'abdomen, le péritoine présente à l'autopsie des traces d'inflammation bien manifestes; mais, s'il est des cas où ces altérations consécutives soient sympathiques, comment les distinguer de ceux, beaucoup plus fréquens sans doute, où l'affection s'est étendue, par voie de contiguïté, jusqu'à la membrane séreuse qui est appliquée en partie sur tous les viscères abdominaux?

ARTICLE II.

Sympathies de l'appareil de la circulation.

Le cœur, dont les relations sont en général et si communes et si importantes, n'offre, autant que je peux croire, aucun exemple authentique de sympathie avec les systèmes artériel et veineux. Ceux-ci paraissent même tout-à-fait nuls relativement aux autres organes, et c'est au cœur seul que semblent se rapporter tous les phénomènes qui intéressent, soit activement, soit passivement, l'appareil de la circulation.

Je possède pourtant un fait qui, s'il n'était pas isolé, tendrait à établir des rapports de cette nature entre les veines et l'appareil digestif. Un officier pléthorique et d'une santé robuste, voulut un jour se faire faire une saignée de précaution;

déjà il avait subi précédemment cette opération, et certes il ne craignait rien moins que cela. Cependant, à peine la veine fut-elle piquée, qu'il ressentit subitement un besoin d'aller à la garde-robe tellement impérieux, qu'on fut obligé d'interrompre la saignée. Ce besoin satisfait, la bande fut enlevée, et le sang coula de nouveau sans qu'il survînt aucun autre accident.

Le cœur est très-sensible aux affections des viscères digestifs, puisqu'on le voit toujours modifier sa vitesse et sa force de contraction suivant l'état de ces viscères. Dans les inflammations aiguës et profondes des intestins, et particulièrement dans la péritonite, l'artère peu remplie, grêle et facile à déprimer, présente ce que Bordeu appelait le pouls abdominal. Le pouls est au contraire large et plein dans les phlegmasies parenchymateuses, telles que l'hépatite, la splénite et la néphrite. On observe les mêmes caractères dans les maladies inflammatoires des autres cavités; et l'état de l'artère est souvent très-utile à noter, pour distinguer si l'inflammation affecte un parenchyme, ou si elle est bornée à quelque membrane ou séreuse, ou muqueuse, ou fibreuse.

Il est des physiologistes tellement persuadés de l'intimité des rapports qui lient l'estomac et le cœur, qu'ils admettent que, dans toute fièvre, le second de ces organes ne ressent jamais l'affection locale primitive autrement que par l'intermédiaire du premier; si, par exemple, un phlegmon est assez intense pour troubler les fonctions circulatoires, c'est, selon eux, que l'estomac, d'abord seul affecté sympathiquement, a réagi ensuite sur l'organe central de la circulation. Cette opinion ne me paraît pas assez puissamment étayée pour qu'on soit obligé de l'adopter; et je trouve plus naturel de croire que le cœur et l'estomac reçoivent également, et l'un indépendamment de l'autre, l'influence sympathique de la partie affectée primitivement.

ARTICLE III.

Sympathies de l'appareil de la respiration.

Le larynx, la trachée-artère, les bronches, les poumons, les plèvres, les ganglions lymphatiques répandus autour de ces parties, et le diaphragme, tels sont les organes dont nous devons étudier dans cet article, d'abord les sympathies mutuelles, puis celles qu'ils entretiennent avec les deux autres appareils de nutrition. J'y joins le corps thyroïde, que son voisinage du larynx et l'ignorance où nous sommes par rapport à ses fonctions nous obligent à placer ici.

Les sympathies mutuelles des voies aériennes, des poumons et des plèvres, ne sont pas aussi fréquentes qu'on pourrait l'imaginer d'abord. En effet, si l'on voit si souvent l'affection d'une de ces parties se communiquer consécutivement à quelqu'une des autres, c'est ou simplement par continuité de tissu, comme lorsque l'angine laryngée se termine par la phthisie, en s'étendant jusqu'aux dernières ramifications bronchiques, ou bien par contiguïté, comme quand l'irritation prolongée de la membrane muqueuse atteint et désorganise la substance propre du poumon; lorsque enfin une portion de la plèvre pulmonaire enflammée, phlogose la portion de plèvre costale qui lui correspond, et qu'il s'établit ainsi des adhérences entre l'une et l'autre.

Recherchons donc les véritables sympathies. L'irritation fixée sur un point quelconque de la membrane qui revêt l'intérieur du larynx, de la trachée-artère et des bronches, détermine la contraction convulsive du diaphragme, et la sortie brusque de l'air par la bouche qui constituent la toux. — Ce phénomène s'observe également dans la pleurésie simple, c'est-à-dire dans celle où la plèvre est seule en proie à l'inflammation. — La fréquence des adhérences rencontrées dans cette membrane séreuse, chez des individus qui n'avaient eu souvent que des rhumes ou catarrhes, ne permet-elle pas de penser que la plèvre participe moins rarement qu'on ne croit aux phlegmasies de la muqueuse bronchique? — On voit quelquefois les affections de la thyroïde se répéter dans les glandes du cou; les catarrhes pulmonaires, les phlegmasies chroniques du poumon, déterminent aussi l'engorgement et la dégénération des glandes bronchiques. — Enfin, si la lésion grave des organes d'un côté de la poitrine amène ordinairement à sa suite l'affection de ceux de l'autre côté, ne doit-on pas attribuer cette fâcheuse complication autant à la sympathie qui lie tous les organes doubles, qu'au surcroît d'activité que le poumon resté sain est contraint de déployer, pour suppléer à l'inaction à laquelle l'autre est réduit?

Les appareils de la respiration et de la digestion ont entr'eux des relations assez fréquentes, et qui sont expliquées par la communication que le nerf pneumo-gastrique établit entre les principaux organes de ces fonctions. Nous voyons naître sous l'influence de l'estomac deux phénomènes, dont les viscères respiratoires sont et les agens et le siége : ce sont le bâillement et le hoquet. Le premier qui consiste en une inspiration grande et prolongée, suivie d'une expiration brusque, annonce souvent le malaise que la faim nous fait éprouver; le second n'est autre chose qu'une expiration subite et prompte, déterminée par la contraction rapide et brusque du diaphragme; il reconnaît pour causes une déglutition trop avide, la présence dans l'estomac de substances indigestes, une plaie, l'inflammation, la compression de ce viscère ou de toute autre portion du canal digestif, une hernie étranglée, l'engouement, etc. Quelquefois le hoquet dépendant d'un état particulier qu'on ne saurait assigner, on le fait cesser soit en avalant un verre d'eau froide, soit en opérant quelques mouvemens de déglutition. — L'aphonie et la toux peuvent dépendre de la présence de vers intestinaux. — Andry a vu une pleurésie qui reconnaissait la cause que j'indique.—L'hématémèse, l'hématurie, les hémorrhoïdes sont parfois remplacées par l'hémoptysie, et réciproquement il arrive que celle-ci donne lieu, par sa suppression, aux hémorrhagies de l'estomac et de la vessie. —On voit des toux très-fatigantes et presque continuelles, être calmées sur-le-champ par l'effet d'une potion opiacée, de pâtes gommeuses et adoucissantes, ou bien au moyen de la révulsion opérée par un vomitif prudemment administré. —L'ingestion des boissons très-froides qu'on emploie avec succès pour arrêter une hémoptysie inquiétante, peut, dans d'autres circonstances, déterminer l'inflammation des bronches, des poumons et des plèvres.—Il n'est point rare du tout que les phlegmasies des muqueuses vésicale et pulmonaire, se succèdent et se remplacent tour à tour. A l'appui de cette observation, qui a sans doute été déjà faite avant moi, je pourrais citer l'histoire d'un homme chez lequel le catarrhe de vessie a définitivement cédé, après plusieurs alternatives, à celui des bronches qui semble heureusement au malade le moins pénible des deux maux. — À la fin de la phthisie pulmonaire, la réaction opérée sur la membrane muqueuse des gros intestins, occasione presque toujours une diarrhée qui ne tarde pas à être suivie de la mort. — On sait que la fistule à l'anus et les abcès vers cette partie, sont des complications très-ordinaires de la même maladie : c'est l'observation de ce phénomène sympathique, qui fit concevoir à quelques médecins l'idée de pratiquer à l'anus des phthisiques des fistules artificielles qui, malheureusement, n'ont pas répondu aux espérances qu'on avait conçues de cette méthode.

Il est une maladie dans laquelle les bronches et l'estomac paraissent être si également affectés, que les médecins ont été long-tems à s'accorder sur son siége essentiel et primitif : je parle de cette bronchite profonde qu'on appelle coqueluche, et dont le caractère particulier est non-seulement de présenter une suite de plusieurs expirations pour une seule inspiration, mais encore de s'accompagner presque toujours de vomissemens muqueux ou séreux. Dans la coqueluche, « l'irritation des poumons ne paraît, dit

M. Pinel (1), que secondaire ou sympathique, et le principe primitif en paraît être dans l'estomac : de là l'utilité des évacuans, puis celle des antispasmodiques et des toniques, pour faire cesser l'extrême sensibilité des organes de la digestion. » Je cite ce passage afin de faire observer d'abord que la sympathie est ici bien intime, puisqu'elle conduit un observateur aussi habile que M. Pinel à se tromper sur le siége primitif de la maladie; et ensuite pour demander si des évacuans et des toniques sont bien les médicamens propres à faire cesser la sensibilité des tissus avec lesquels ils sont mis en contact. L'estomac, dans la coqueluche, n'est affecté que par sympathie; les toniques réussissent, lorsque ce viscère est resté sain malgré la réaction morbide qu'il a à souffrir, et lorsque l'irritation bronchique est assez peu intense pour céder à une médication révulsive; s'il en est autrement, les toniques aggravent le mal : et voilà pourquoi ils sont tant recommandés par quelques auteurs, tandis que d'autres en proscrivent généralement l'usage.

Il est une foule de phénomènes, soit synergiques, soit tout simplement mécaniques, résultant des rapports de fonctions qui existent entre le cœur et les poumons, et qu'on aurait grand tort d'at-

---

(1) Nosographie philos., t. III, page 239, troisième édition.

tribuer à la sympathie. Telles sont la dyspnée, la toux, l'hémoptysie et l'inflammation des poumons, qui sont occasionées par une hypertrophie du cœur, ou par toute autre cause susceptible d'augmenter beaucoup l'énergie de la circulation. Je ne connais qu'une circonstance où l'on ait lieu de reconnaître une véritable co-relation sympathique entre les deux appareils contenus dans la cavité thoracique, et la voici : il peut se faire qu'une pleurésie détermine, sans s'étendre par continuité ou par contiguïté de tissu, l'inflammation du péricarde; ou bien, au contraire, qu'une phlegmasie de cette poche fibroso-séreuse provoque le développement d'un point pleurétique dans une partie éloignée, les tissus intermédiaires étant restés sains. Hors ce cas, dont je ne me rappelle pas d'exemple, et abstraction faite de l'état fébrile qui accompagne les phlegmasies pulmonaires en se conformant, comme je l'ai dit plus haut (1), à leur nature et à leur caractère; hors ce cas, dis-je, l'appareil respiratoire ne communique au cœur et n'éprouve de sa part que des modifications absolument étrangères à la sympathie.

(1) Voyez page 18, parag. J.

CHAPITRE III.

SYMPATHIES DES APPAREILS DE RELATION AVEC CEUX DE NUTRITION.

Après avoir examiné séparément les appareils de relation et ceux de nutrition dans les chapitres précédens, nous allons, dans celui-ci, les comparer les uns aux autres, afin de faire ressortir les relations sympathiques qui les unissent presque aussi intimement que les relations physiologiques. Je vais suivre ici les mêmes divisions que celles que j'ai suivies dans le chapitre second.

ARTICLE PREMIER.

Sympathies des appareils de relation avec celui de la digestion.

Les yeux, les oreilles et les fosses nasales n'ont guère avec les viscères digestifs que ces relations générales, communes à toutes les parties constituantes du corps humain. C'est ainsi, par exemple, qu'on voit l'ophtalmie, le coryza, l'otite, pour peu que l'inflammation soit aiguë, occasioner l'anorexie, la soif, des urines plus foncées en couleur, plus épaisses, etc. La réaction peut même être assez puissante pour déterminer de l'amertume à la bouche, la supersécrétion de la bile, et la phlegmasie des voies digestives. Ces sympathies, dis-je, sont du nombre de celles qu'on voit se développer sous l'influence de toute lésion locale un peu vive, quel que soit d'ailleurs le tissu affecté.

Mais il est des phénomènes particuliers qui méritent ici plus d'attention : tel est le vomissement que provoquent souvent les plaies du globe de l'œil et les opérations qu'on pratique sur cet organe. Il est de précepte, comme nous le savons, lorsqu'on veut opérer le même jour les deux yeux cataractés, de pratiquer l'incision de la cornée au second œil, avant de tenter l'extraction du cristallin sur le premier : on évite par ce moyen le désagrément de voir s'écouler l'humeur vitrée de celui-ci, ce qui pourrait résulter des efforts du vomissement, si la précaution que j'indique était négligée.—Tissot, dans l'épidémie de Lausanne, a observé chez quelques individus un larmoiement involontaire, produit sympathiquement par l'inflammation de l'estomac qui constituait la maladie épidémique. Ce fait établit une liaison positive entre ce viscère et les glandes lacrymales. — Les vomitifs et les purgatifs ont été souvent employés avec succès à combattre certaines ophtalmies chroniques. Whitt prétend même avoir vu l'amaurose céder à l'administration d'un émétique. — On admet comme signes sympathiques de la présence des vers dans le tube digestif la dilatation de la pupille et des démangeaisons au nez.

Quant à l'oreille, nous la voyons quelquefois encore participer aux phlegmasies gastro-intestinales, soit qu'elle devienne le siége de sons discordans, de tintemens pénibles, etc., soit qu'elle perde entièrement la faculté d'entendre. Cependant le médecin prévient presque toujours ces otites sympathiques, en combattant par les moyens convenables les affections primitives qui peuvent les susciter.

Les odeurs fétides, celles même qui passent généralement pour agréables, produisent chez quelques individus des nausées et le vomissement; d'un autre côté, on sait que, dans certaines affections des voies digestives, tantôt le malade devient tout-à-fait insensible aux odeurs, et tantôt il croit en sentir de singulières. — A-t-on suffisamment constaté la coïncidence de l'épistaxis du côté droit avec les affections du foie, et celle des maladies de la rate avec l'hémorrhagie par la narine gauche? Je crois qu'il est permis d'en douter, malgré l'autorité d'Hippocrate, d'Arétée, et de quelques autres observateurs dont les noms ne sont guère moins imposans.

Les organes du goût, dont les fonctions précèdent et préparent celles des viscères de la digestion, ne sauraient manquer de correspondre avec ceux-ci dans un grand nombre de circonstances. Tissot a vu, par exemple, une pierre engagée dans le conduit de Warthon causer la diarrhée. — Nous savons que les attouchemens à la luette ou à la base de la langue produisent le vomissement, au moyen des anastomoses du glosso-pharyngien et du pneumo-gastrique; le même phénomène a lieu parfois dans la rescision des amygdales. — La soif qui résulte d'un besoin de l'estomac, quoiqu'elle se manifeste aussi dans le gosier et à la bouche, est calmée pour un moment par le contact d'un corps froid introduit dans cette cavité.

Les viscères de la digestion sont bien plus aptes encore à transmettre leurs affections aux organes du goût, qu'à partager les leurs. La langue est, comme on le sait, un miroir fidèle où viennent se peindre les modifications diverses qu'éprouve la membrane muqueuse de l'estomac. Dans les différens degrés de la gastro-entérite, vous voyez la langue se couvrir d'un enduit successivement blanc, jaunâtre, brun et fendillé; vous la voyez, suivant l'état d'atonie ou d'excitation du viscère gastrique, pâle, épaisse, élargie; rouge, sèche et resserrée. — Les lèvres et les gencives contribuent jusqu'à un certain point à dénoter l'existence de la gastro-entérite aiguë, puisqu'on les voit aussi dans cette phlegmasie se couvrir d'un enduit brunâtre qui n'est, comme celui de la langue, autre chose que du sang exhalé par la surface muqueuse. — Le vomissement est précédé du tremblement de la lèvre inférieure, et de la supersécrétion de la salive. — L'inflammation très-intense de l'estomac peut occasioner le gonflement et la suppuration des parotides, quoique le plus ordinairement on confonde avec l'affection de ces glandes et sous le même nom, des tumeurs qui ont leur siége dans le tissu cellulaire environnant, ou dans les ganglions lymphatiques du voisinage. —La membrane muqueuse de la bouche s'enflamme et s'ulcère dans la dyssenterie. — Les dents même et les gencives reçoivent de la part de l'estomac une influence fâcheuse, si l'on en croit ce dire populaire, *que de mauvaises dents annoncent un mauvais estomac.* — Ce qu'il y a de certain, c'est que la dentition s'opère bien rarement sans occasioner de diarrhée; et cette sympathie devient quelquefois assez inquiétante, pour réclamer tous les soins et les efforts du médecin. — L'évacuation involontaire des urines peut, chez les enfans, reconnaître la même cause. — J'ai vu une personne de près de trente ans qui, pendant le travail de ses dernières dents, éprouva des vomissemens qui persistèrent jusqu'à leur entière éruption.

Le système cutané sympathise avec les organes digestifs activement et passivement. Ne peut-on pas regarder comme une sympathie du premier genre, l'évacuation presque subite de l'urine et du méconium aussitôt après la naissance ? En effet, la peau passant tout-à-coup dans un milieu différent de celui auquel sa sensibilité était accoutumée, paraît porter sur la vessie et sur le rectum une excitation analogue à celle qu'elle transmet au cerveau, au cœur, à la poitrine, pour déterminer l'établissement de la respiration et du nouvel ordre de circulation. — On sait que le bain chaud ou froid pris trop tôt après le repas cause, chez beaucoup de gens, le trouble de la digestion, et par suite l'engorgement du cerveau ou quelques autres accidens non moins redoutables. — Quelques-unes des causes de l'angine pharyngée, de la gastro-entérite, de la colite, de l'hépatite, de la néphrite, du catarrhe de vessie, ne produisent ces maladies qu'en agissant d'abord sur la peau. — Les différens états de l'atmosphère influent manifestement sur les fonctions de l'estomac : elles sont plus actives sous l'influence d'un tems froid et sec ; la chaleur et l'humidité agissent en sens contraire ; tout le monde sait que l'appétit est plus fort et la digestion plus prompte en hiver qu'en été. — Dans cette saison, la peau augmentant considérablement son activité exhalante, la sécrétion de l'urine diminue beaucoup. — Après l'ingestion des alimens, la vitalité s'accroît d'abord à la surface, ce qui est indiqué par la rougeur et l'augmentation de chaleur; bientôt pourtant elle diminue; on ressent du froid, un frissonnement; et, si l'on en croit les expériences de Sanctorius, la transpiration insensible éprouve à cette époque, et trois heures encore après le repas, une diminution notable. Le même état d'une partie produit donc tantôt une augmentation, et tantôt une diminution d'activité dans les organes sympathisans : c'est pour cela que les bains, aussi bien que les vésicatoires et les sinapismes, aggravent ou font cesser les phlegmasies des viscères digestifs, suivant leur intensité, et suivant la négligence ou l'emploi des saignées préalables.

Il est à remarquer que les régions de la peau qui correspondent aux viscères, paraissent liées avec eux d'une manière plus intime que le reste de son étendue : dans la gastro-entérite, la chaleur est plus ardente à l'épigastre que partout ailleurs; c'est aussi là que l'application des sangsues et des topiques est le plus efficace; même observation pour l'abdomen et les intestins, pour les lombes et les reins, l'hypogastre et la vessie.

Si l'on admet dans certains cas de cette espèce la continuité des vaisseaux sanguins, de ceux du rectum avec ceux de l'anus, par exemple, cette ressource manque pour expliquer les rapports de l'épigastre et de l'estomac ; au moins faudrait-il remonter bien loin, pour trouver une communication vasculaire entre ces parties.

Les modifications que les voies digestives éprouvent dans l'état de santé, et surtout leurs affections morbides, impriment à la peau des changemens très-variés tant dans ses fonctions que dans son organisation. Voulons-nous activer la circulation capillaire dans cet organe, y développer une vive chaleur, exciter enfin des sueurs subites ; prenons quelque boisson théiforme chaude. Or, ici la réaction est trop prompte, pour qu'on puisse l'attribuer à l'absorption du liquide : chez moi cet effet est instantané. — Les boissons glacées, si agréables en été, agissent en sens opposé ; mais la fraîcheur qu'elles procurent se répète aussitôt à l'extérieur. — Au début des phlegmasies gastro-intestinales, les forces de la vie concentrées à l'intérieur abandonnent la surface. De là naît le frisson, et un sentiment de froid qui souvent ne cède point au poids des couvertures les plus épaisses, parce qu'il dépend moins alors d'un abaissement véritable de la température, que d'une aberration de la sensibilité ; bientôt, au contraire, l'accès continuant, la peau rougit, devient chaude même au toucher; le plus ordinairement elle est sèche; d'autres fois elle exhale une sueur abondante. — La phlegmasie revêt-elle un caractère de chronicité, on voit une suite de furoncles se succéder opiniâtrément, parcourir presque toute la surface de la peau, et ne céder qu'au traitement dirigé contre l'affection primitive. — A l'état aigu, couleur livide, pétéchies, vibices, ecchymoses, éruptions de toute espèce; disposition gangréneuse qui se développe à la moindre pression, et qui produit la désorganisation des parties où sont appliqués les rubéfians et les épispastiques. — L'érysipèle reconnaît souvent pour cause un état pathologique de l'estomac. — Dans certaines phlegmasies de la peau, telles que la variole et la varicelle, l'irritation gastrique précède constamment de deux à quatre jours l'éruption pustuleuse qui est, à cause de cela, considérée par quelques médecins comme sympathique de l'affection de l'estomac.

C'est probablement d'après toutes ces considétions, que M. le docteur Lhomme a conçu l'idée d'inoculer la teigne à un enfant, pour mettre fin à une entérite chronique qui l'épuisait : essai un peu hardi sans doute, mais qui lui a réussi complétement. — Un fait unique et qui montre jusqu'où peut être portée l'influence de l'estomac sur la peau, c'est celui de la religieuse qui, au rapport de M. le professeur Alibert, perdait la faculté de toucher et la sensibilité des doigts, lorsqu'elle se laissait surprendre par la faim. — Il est des dartres qu'on nomme hépatiques, et qui dépendent d'un état pathologique du foie et de la muqueuse gastro-duodénale. — Certaines substances introduites dans l'estomac donnent lieu à des phénomènes particuliers dont la peau est le siége : beaucoup de gens ne peuvent manger de moules sans s'exposer à voir paraître sur les membres ou sur le tronc, une éruption plus ou moins considérable. — Un des effets du seigle ergoté, c'est le sphacèle des extrémités inférieures. — Le scorbut enfin ne coïncide-t-il pas toujours avec l'irritation des viscères digestifs? Je ne suis pas éloigné de le croire; et si cette question venait un jour à être décidée affirmativement, elle fournirait encore de nouvelles preuves de la liaison sympathique qui existe entre ces viscères et la peau. — Avant d'aller plus loin, je dois noter deux phénomènes qui surviennent souvent à la fin des gastro-entérites, comme on les observe aussi après quelques autres maladies : l'un est l'écaillement et le renouvellement de l'épiderme; l'autre est la chute des cheveux, ou leur changement de couleur.

L'estomac gouverne la cervelle, a dit, je crois,

Voltaire, et chacun connaît le conte aussi plaisant que philosophique dans lequel il établit l'empire des fonctions digestives sur la direction des idées. En effet, ces deux viscères ont entr'eux les connexions les plus intimes et les plus soutenues : la moindre souffrance du premier retentit aussitôt dans le second. Dans les tourmens de la faim, les idées se rétrécissent et perdent leur vigueur, l'imagination s'évanouit, la raison même finit par abandonner l'homme, et le livre au pouvoir de l'instinct famélique. Le naufrage de *la Méduse* en a fourni des exemples trop malheureux pour qu'on les oublie de si tôt. — Combien le tableau est différent, si nous observons les effets d'un repas auquel ont présidé la tempérance et le bon goût! A peine les premiers alimens ont-ils touché l'estomac, que les physionomies s'épanouissent, la confiance s'établit entre les convives, la conversation s'anime, devient vive et enjouée ; les individus les plus froids prennent part à la gaîté, au bien-aise général. Mais c'est là qu'il faut s'arrêter, si l'on ne veut voir s'élever l'esprit de discorde, et qu'on redoute les suites de la confusion des idées. L'excès est ici moins rare et plus séduisant que le défaut : aussi combien de malheureux, renonçant à la qualité d'homme, se plongent dans cet état d'abrutissement qu'on appelle ivresse.

Alors l'être le plus timide et le plus doux devient intrépide et cruel; les propos les plus dégoûtans, les actions les plus honteuses, les crimes les plus épouvantables ne coûtent plus rien à des gens qu'on aurait vus à jeun sages, réservés et vertueux. Enfin les facultés intellectuelles se pervertissent entièrement lorsque ces excès sont devenus familiers, et, pour ainsi dire, habituels.

Outre les boissons vineuses et alcoholiques, il est des substances qui, déposées dans l'estomac, exercent sur l'encéphale une réaction dont nous tirons différens partis. L'infusion de café, qui cause l'insomnie chez beaucoup de personnes, dispose l'esprit au travail, et semble agrandir le domaine de l'imagination. — L'opium, sur l'action duquel on ne cesse de discuter sans qu'il en résulte jusqu'ici de grands éclaircissemens, produit, suivant les doses et l'habitude, tantôt un état de stupeur, de somnolence et d'insensibilité générale; tantôt une excitation extatique qui ressemble beaucoup à l'ivresse, et pour laquelle les Orientaux, ont, comme chacun le sait, un goût tout particulier. Sans doute ces différentes substances absorbées et portées jusqu'au cerveau peuvent agir sur lui d'une manière directe, et la membrane muqueuse de l'estomac n'est pas la seule qui puisse lui transmettre certaines irritations analogues, puisque la poudre de tabac détermine également l'ivresse, et puisqu'on a vu, à l'incendie de Bercy, des hommes qui n'avaient point bu s'enivrer en travaillant dans une atmosphère chargée des vapeurs du vin et de l'eau-de-vie; mais on conviendra que les phénomènes qui nous occupent n'en doivent pas moins être rapportés aux sympathies gastro-cérébrales, si l'on se rappelle 1° que le premier effet de ces substances est toujours l'excitation de la membrane muqueuse gastrique; 2° que l'injection du vin, de l'alcohol et des liqueurs opiacées dans des parties où l'absorption est très-active, comme dans les gros intestins, est loin, même à dose supérieure, de produire des effets aussi prompts ni aussi marqués que ceux qui suivent leur introduction dans l'estomac à des doses infiniment moindres; 3° que les phlegmasies gastriques, quelle que soit la cause qui les a produites, déterminent dans l'encéphale des lésions sympathiques analogues à celles qui reconnaissent pour cause l'abus des excitans dont je viens de parler; 4° enfin que l'opium n'a pas besoin d'être absorbé pour procurer le sommeil, puisqu'on l'a vu être rejeté en substance après avoir produit son effet. Boerhaave cite une observation de Bellini, qui prouve encore directement la sympathie qui unit l'estomac et le cerveau. Un grain de jaune d'œuf pourri produisit, au moment même où il fut avalé, des éblouissemens, des vertiges, la plus grande confusion d'idées, et des angoisses inexprimables qui cessèrent aussitôt après le rejet de la substance putréfiée.

J'ai dit, il n'y a qu'un instant, que la privation complète d'alimens, après avoir aboli graduellement les facultés intellectuelles, finit par plonger l'animal dans une démence furieuse : or, ce résultat n'est que consécutif à l'inflammation et à la contraction douloureuse de l'estomac. Nous devons donc l'observer, et nous l'observons en effet dans toute phlegmasie gastrique d'une certaine énergie, quelle que soit la cause qui l'ait provoquée. Tantôt sensations nulles ou du moins fort diminuées, céphalalgie, stupeur, immobilité, prostration, somnolence, vertiges, rêvasseries, ou délire taciturne, réponses lentes, tardives, indifférence sur son propre état; d'autres fois sensibilité excessive, insomnie, inquiétude continuelle, réponses brusques et dures, grande agitation, délire furieux, convulsions, symptômes du tétanos, de la catalepsie, de l'épilepsie, etc. Après la mort on trouve souvent autant de désordre à l'encéphale que dans les voies digestives : rougeur, épaississement, suppuration des méninges, fausses membranes, épanchemens dans les cavités arachnoïdiennes et ramollissement de la substance cérébrale. — Depuis que les travaux lumineux de M. le professeur Broussais ont appelé l'attention des médecins sur les maladies si souvent méconnues des organes digestifs, on sait que l'irritation aiguë ou chronique de l'estomac est une cause très-fréquente de l'apoplexie. Je pourrais citer l'observation d'une dame qui a failli succomber à une maladie de cette sorte, et chez laquelle le principe du mal était bien évidemment une gastrite aiguë; mais la question est jugée, et le Mémoire de M. le docteur Richond, couronné par l'Académie de Bordeaux, ne laisse rien désirer à cet égard.

Combien d'autres lésions du centre nerveux et intellectuel qui reconnaissent pour causes prédisposantes ou occasionelles, les affections variées des viscères de la digestion! L'hypocondrie, la mélancolie, ne sont-elles pas dues à quelques lésions des viscères abdominaux, telles que les squirrhes de l'estomac, du duodénum, du colon; les engorgemens du foie, de la rate, etc.? — On voit l'épilepsie, la catalepsie, le somnambulisme, la chorée, dépendre de la présence des vers intestinaux, et ne céder qu'après leur expulsion. — Un marchand se plaignit à Camper d'une immobilité dans le carpe qui le gênait beaucoup en écrivant, et l'obligeait à pousser la main droite avec l'indicateur de la gauche. On avait employé inutilement différens remèdes. Camper jugea que le mal dépendait d'une affection gastrique ; il attaqua celle-ci, et mit fin à la paralysie de la main. —Un phénomène assez commun dans les coliques de plomb, c'est la paralysie des extrémités inférieures.—Le tremblement qu'occasione l'absorption de certaines particules métalliques, celles du plomb, du mercure, du cuivre, n'est-il pas consécutif aussi à l'irritation chronique de la membrane interne des intestins? Ce qui m'engagerait assez à le croire, c'est que, dans la colique des peintres, maladie également produite par l'absorption de quelques oxides métalliques, cette membrane est toujours primitivement et particulièrement affectée. — M. le professeur Pinel parle d'un homme qui, s'étant donné dans un effort une hernie inguinale droite, fut bientôt pris d'une espèce de tétanos consistant dans l'extension douloureuse du bras droit, accompagnée de la contraction forcée des doigts médius et annulaire. — Whitt a deux fois observé l'hémiplégie du côté droit, dans des cas de suppuration au foie.

L'irritation artificielle des diverses parties du tube digestif est utilement employée à la destruction de certaines affections cérébrales : chacun sait le succès que Desault obtenait de l'émétique en lavage dans les plaies de tête suivies des accidens les plus graves. Ce moyen révulsif lui paraissait si puissant, qu'il avait renoncé à l'emploi de tout autre, et même à l'opération du trépan. — M. Lavielle, officier de santé à Montfort (Landes), rapporte des exemples de migraines qui ont cédé à l'action du sulfate de quinine sur la membrane muqueuse gastrique (1). — Dans l'asphyxie, on cherche, au moyen de lavemens irritans, à ranimer l'influence cérébrale, et par suite obtenir la dilatation de la poitrine et la respiration.

Si nous recherchons à présent les circonstances où l'appareil de la digestion est soumis à la réaction des organes sensitifs et nerveux, nous trouverons d'abord que les causes morales sont, ici comme partout, bien loin d'être inactives. Le moindre effet des affections vives de l'ame, qu'elles soient de nature gaie ou triste, c'est l'anorexie. Une nouvelle bonne ou mauvaise, la joie comme le chagrin, la haine aussi bien que l'amour nous *coupent l'appétit.*—Il est des individus timides qui ne peuvent uriner devant témoin : une influence qu'ils ne sauraient contenir resserre le col de la vessie, qui résiste aux efforts du diaphragme et des muscles abdominaux, et ne laisse échapper du réservoir que quelque gouttes d'urine. Cette

(1) Voyez, N° de juin 1824, *Journal gén. de Médecine.*

cause, dit M. Broussais dans sa *Physiologie*, est au nombre de celles qui produisent l'inflammation du col, et la distension paralytique du bas-fond. — L'imagination agit parfois en sens contraire : pour peu que la vessie contienne d'urine, le besoin de l'évacuer devient impérieux chez certaines personnes, dès qu'elles voient quelqu'un le satisfaire en leur présence. — La frayeur agit chez l'homme et chez les animaux avec bien plus de force, puisqu'elle détermine, sans la participation de la volonté, et malgré les efforts, l'évacuation des excrémens et de l'urine; on est quelquefois étonné, dans cette circonstance, de l'abondance et de la promptitude avec lesquelles les reins s'acquittent alors de leur sécrétion. — Mais ce n'est pas tout encore, et l'on n'en est pas toujours quitte à si peu de frais; car on a vu souvent des émotions vives, comme celle qu'on ressent dans la jalousie, dans la crainte, dans la fureur, occasioner subitement des vomissemens bilieux, l'hématémèse et l'ictère. Un jeune officier reçoit un soufflet dans un lieu public; il veut venger son injure, mais on le retient; tous ses efforts sont impuissans. Il devient ictérique presque à l'instant même, et meurt bientôt dans le délire et les convulsions (1).

(1) Bricheteau, *Journ. complém. des Sciences médicales.*

Les affections pathologiques de l'encéphale, du rachis et des nerfs ne sauraient se montrer tant soit peu graves, sans entraîner à leur suite l'anorexie, le vomissement, la diarrhée ou la constipation, la rareté des urines, et des changemens dans leur couleur, leur composition et leur limpidité. On observe presque toujours quelqu'un ou plusieurs de ces phénomènes sympathiques dans l'apoplexie, la commotion, les plaies de la substance cérébrale, la piqûre des nerfs, les névralgies, etc. Ces accidens sont sujets à varier; ils peuvent manquer, et sont en général de peu d'importance; mais il en est autrement des lésions spéciales qui affectent le foie à la suite de la plupart des plaies de tête. Cette sympathie a été reconnue depuis long-tems, et jusqu'à nos jours elle était unanimement admise, quoique expliquée de différentes manières. Les uns l'attribuaient aux nerfs, les autres à un obstacle au libre cours du sang dans les vaisseaux hépatiques; quelques-uns y voyaient un transport de la matière purulente de la tête au foie; la plupart des médecins, et c'étaient les plus sages, se contentaient de l'observer sans en imaginer aucune explication, quand M. le professeur Richerand conçut l'idée que les abcès au foie pouvaient être un effet direct de la commotion que ce viscère éprouve, selon lui, aussi bien que le cerveau, dans les chutes susceptibles de causer un ébranlement général. Ce qui défend cette théorie, c'est l'organisation peu résistante du foie, son poids, sa mobilité dans l'abdomen; c'est l'observation de déchirures de cet organe trouvées chez des individus qui avaient succombé à des chutes; ce sont enfin les expériences tentées par M. Richerand, et qui lui paraissent décisives.

J'admets volontiers que, chez un homme qui tombe d'une grande hauteur, le foie peut souffrir de l'ébranlement général; il est possible même qu'on le trouve déchiré profondément; mais il me semble que le chirurgien dont je parle se laisse emporter trop loin par le désir de soutenir sa prétendue découverte, quand il nie que la suppuration puisse s'établir dans ce viscère sans chute préalable. « Les plaies de tête, dit-il (1), produites par la percussion directe et immédiate du crâne, dans lesquelles la commotion est bornée au cerveau, et ne s'étend point aux autres viscères, ne sont pas compliquées d'abcès au foie; preuve évidente que c'est à l'ébranlement simultané du foie et du cerveau qu'il faut attribuer la connexion qui existe entre leurs maladies. Les innombrables observations sur les plaies de tête prouvent cette assertion : à toutes celles que ren-

(1) *Nosogr. chirurg.*, t. II, p. 245.

ferment les ouvrages d'Ambroise Paré, de Fabrice de Hilden, de J.-L. Petit, de Pott, de Desault, les Mémoires de l'Académie de Chirurgie, et qu'il serait *trop long de rappeler*, etc. » La vérité est que, dans beaucoup de cas de cette espèce, les causes de la commotion sont des chutes ; mais aussi combien de ces observations incomplètes et publiées pour servir à des points de la science étrangers à celui qui nous occupe, dans lesquelles il n'est point parlé du tout de la manière dont furent produites les plaies de tête! Quelques faits au contraire paraissent avoir échappé à la mémoire de M. Richerand, et ce sont précisément ceux qu'on peut opposer à sa manière de voir. En voici un rapporté par Bertrandi dans les *Mémoires de l'Académie de Chirurgie*, où je le copie littéralement (1). « Un homme robuste avait été trépané pour une plaie assez large faite au crâne *par un instrument tranchant* qui avait frappé de biais. La fièvre, la soif et la chaleur augmentaient ; il devint jaune, l'hypocondre droit était considérablement tendu et douloureux ; il parut une tumeur qui soulevait les dernières fausses côtes, et même qui les écartait un peu : elle ne s'étendait pas plus loin. Les remèdes qu'on appliqua n'ayant presque produit d'autre effet que

(1) Tome III, p. 449, édit. 1819.

de procurer une tuméfaction œdémateuse des tégumens, on jugea qu'il fallait ouvrir la tumeur près du bord des deux dernières fausses côtes ; ce lieu parut le plus convenable. L'incision fut faite obliquement. Il en sortit beaucoup de pus qui venait de loin, et il continua d'en couler beaucoup pendant six jours que le malade survécut. Je fis l'ouverture du cadavre. On vit que la matière purulente avait son foyer profondément à côté du ligament large, le long de la partie convexe du lobe droit, et se continuait presque à sa partie supérieure. Le pus s'étendait au large dans le repli du ligament latéral droit qu'il avait détaché du diaphragme, et en avait fait une grande poche. Dans tout ce côté, le lobe du foie était adhérent au diaphragme, comme nous voyons les poumons se coller à la plèvre, à la suite de l'inflammation de ces parties. » — Barthez (1) rapporte un fait non moins concluant en faveur de la transmission sympathique des lésions du cerveau au foie. « J'ai vu, dit-il, un exemple remarquable de cette succession dans un homme qui, ayant reçu à la tête un coup de feu qui ne parut point avoir de suites graves, fut attaqué peu après d'une affection du foie qui dura environ deux ans, au bout desquels il vint me consulter,

(1) *Science de l'Homme*, t. II, p. 10, notes.

peu de jours avant sa mort.» — En 1815, un homme reçut, chez un marchand de vins au faubourg du Roule, un coup de bouteille *qui ne le renversa pas*. Au bout de quelque tems les accidens de la commotion se développèrent, et malgré les efforts du chirurgien de l'hôpital Beaujon, M. Nicod, cet homme mourut avec les symptômes de lésion au foie. En effet, le cadavre fut ouvert judiciairement, et l'on trouva plusieurs foyers de suppuration dans cet organe.

Je pourrais ajouter ici quelques faits semblables que j'ai été à même d'observer à l'armée à la suite de coups de feu, ou de coups de sabre, à la tête; mais j'aime mieux invoquer en faveur des rapports sympathiques de l'encéphale et du foie, l'autorité de deux professeurs dont personne ne s'avisera, je pense, de récuser et les lumières et la bonne foi. Que l'on consulte donc le *Traité de Chirurgie* de M. Boyer, et l'on se convaincra que *les plaies de tête produites par la percussion directe et immédiate du crâne dans lesquelles la commotion est bornée au cerveau, sont souvent compliquées d'abcès au foie*. Nous trouvons à l'article *Hépatite* de la Nosographie de M. Pinel, l'observation suivante : « Un soldat, âgé de trente ans et d'une forte constitution, reçut deux coups de sabre : l'un avait porté sur le masseter et la glande parotide du côté gauche; l'autre avait été tellement dirigé, que la table externe du coronal était divisée dans l'étendue de deux pouces. La plaie et les symptômes n'offrirent rien de particulier les premiers jours; mais le huitième jour, vomissement bilieux, et les jours suivans augmentation de la fièvre, avec un enduit jaunâtre de la langue; la suppuration se supprima, et le malade mourut le vingt-cinquième jour de sa blessure. A l'ouverture du corps, on trouva le foie parsemé de petites ulcérations, et recouvert dans toute son étendue d'une légère couche de matière purulente jaunâtre. »

Que penser d'après cela de l'opinion tout-à-fait mécanique que M. Richerand prétend substituer avec avantage *aux raisons tout-à-fait hydrauliques de Bertrandi ?* qu'elle est tout au plus applicable à quelques cas déterminés, et que, dans le plus grand nombre des circonstances, nous devons, avec Desault et avec les éditeurs de la nouvelle édition de la *Médecine Opératoire* de Sabatier, *reconnaître pour cause de ces abcès au foie les rapports sympathiques qui existent entre le cerveau et les organes gastriques, et chercher à prévenir leur développement, en s'opposant à la naissance de l'irritation gastro-hépatique, et en la combattant par des moyens appropriés, lorsqu'elle a lieu.*

L'appareil de la locomotion entretient avec les

organes de la digestion des sympathies moins fréquentes que celles dont nous venons de nous occuper, mais dont la connaissance importe beaucoup au médecin. Il serait en effet bien intéressant de savoir à quoi s'en tenir relativement à l'opinion de quelques auteurs distingués qui, à l'exemple de Van-Helmont et de Frédéric Hoffmann, attribuent l'arthritis à un état pathologique de l'estomac. Ce que je peux dire à ce sujet, c'est que j'ai vu souvent au Val-de-Grâce le médecin en chef faire disparaître, au moyen de quelques applications de sangsues à l'épigastre, des douleurs violentes dans les articulations. — On connaît l'affaissement, l'inertie des muscles et les douleurs gravatives dont ils sont le siége dans la gastro-entérite aiguë. — Enfin ne doit-on pas regarder comme une sympathie musculaire la douleur qu'on ressent à l'épaule droite dans l'inflammation du foie?

L'appareil digestif à son tour partage fréquemment les affections des organes de la locomotion. Nous voyons tous les jours l'irritation abandonner les muscles et les articulations pour se porter sur l'estomac ou les intestins, sur les reins, la vessie et le canal de l'urètre; on dit vulgairement que le rhumatisme et la goutte *rentrent et se portent à l'intérieur*. On sent bien que cette délitescence funeste doit être provoquée par les médicamens irritans, et qu'il faut à cause de cela les bannir entièrement du traitement de ces affections, ou ne les employer du moins qu'avec beaucoup de ménagemens. — Baglivi et d'autres médecins après lui, ont vu l'arthritis et l'irritation des voies digestives se succéder et alterner plusieurs fois de suite. — Dans les efforts opérés pour réduire les luxations, il n'est pas rare que la distension des ligamens occasione le vomissement. — Un homme à qui Desault réduisait une luxation, ne put, nous dit Bichat, s'empêcher de rendre ses excrémens, tant était forte la contraction sympathique du rectum. — Le foie est susceptible aussi de recevoir l'influence des parties musculaires, fibreuses et osseuses, quoique ses lésions aient été moins souvent observées dans les maladies de ces tissus, qu'à la suite de celles de l'encéphale. J'en rapporterai trois exemples dont un m'est particulier. Le nommé Bernet, sous-officier au trente-sixième régiment de ligne, fut blessé à l'attaque du Trocadéro d'une balle qui lui traversa l'épaule droite sans fracturer les os voisins; il nous fut amené aussitôt à l'ambulance, et je ne remarquai point d'accidens extraordinaires. Environ six semaines après, je retrouvai à l'hôpital militaire de Cadix ce militaire dont la blessure était presqu'entièrement cicatrisée, et qui m'apprit tout joyeux qu'il venait d'être fait officier. Il sortit même en permission pour commander son uniforme, et se procurer les épaulettes. Trois ou quatre jours après il avait cessé de vivre. Il fut ouvert, et nous trouvâmes dans le foie désorganisé un vaste abcès dont on n'avait pas soupçonné l'existence, et qui nous expliqua une mort si singulière et si peu prévue. — Un soldat, dit Goursault (1), reçut un coup d'épée au petit doigt: fièvre, gonflement du bras, mouvemens convulsifs dans ce membre. Trois saignées sont pratiquées sans succès; une douleur sourde à l'hypocondre droit vient s'ajouter aux premiers accidens : on ampute le doigt. Malgré cela la fièvre continue, le malade meurt le vingtième jour, et l'autopsie démontre l'existence d'un vaste foyer purulent, creusé dans la substance du foie dont le volume a manifestement diminué. — Enfin le même chirurgien a observé un semblable désordre dans cet organe, chez un homme mort au quinzième jour d'une contusion à la partie supérieure du tibia de la jambe droite, qui ne commença qu'au dixième à manifester des symptômes inquiétans (2).

---

(1) *Prix de l'Académie royale de Chirurgie*, t. III, p. 5.

(2) Même ouvrage, p. 6.

ARTICLE II.

Sympathies des appareils de relation avec celui de la circulation.

Tous les organes, toutes les parties vivantes sympathisent avec le cœur ; et c'est à ces rapports communs que se bornent les sympathies de ce viscère avec les cinq premiers appareils de relation. Nous voyons leurs affections, l'ophtalmie, l'otite, le coryza, l'odontalgie, l'érysipèle, etc., exciter, lorsqu'elles sont assez intenses pour cela, l'accélération des mouvemens circulatoires qui constitue le principal phénomène de la fièvre. Il est pourtant quelques faits particuliers que je ne dois pas omettre : ainsi le chatouillement porté un peu loin, peut occasioner la syncope. Je remarque ici que la peau me paraît dans ce cas réagir d'abord sur le cerveau, et je pense que le cœur n'interrompt ensuite ses fonctions, que faute de l'influx nerveux nécessaire à leur entretien. — Le bain chaud, par suite de son action stimulante sur l'enveloppe cutanée, modifie et accélère le cours du sang. — Si l'on en croit les auteurs, l'anévrisme du cœur reconnaît quelquefois pour cause la suppression des dartres. — Enfin la péricardite, l'hypertrophie, l'ossification des valvules et toutes les lésions organiques de ce viscère, déterminent soit la coloration des pommettes, celle de la gauche surtout, soit l'injection de la conjonctive et l'épistaxis.

L'encéphale est, au contraire, en rapports constans avec l'organe central de la circulation. Les affections morales exercent, comme personne ne l'ignore, la plus grande influence sur le cours du sang : les unes en augmentent presque constamment la vitesse et l'énergie ; telles sont la joie, la modestie, l'envie, la contrariété, l'espérance, l'impatience et la colère ; d'autres diminuent ou suspendent, pour un tems plus ou moins long, les contractions du cœur : c'est ce qui arrive dans la confusion, la répugnance excessive, la crainte, la jalousie, le découragement, la tristesse et la terreur. L'effet de ces sentimens n'est pas toujours exactement celui que je leur attribue : c'est-à-dire que dans la colère, par exemple, tantôt on rougit, tantôt on pâlit, ce qui nous indique que dans le premier cas la circulation est activée, tandis qu'elle est entravée dans le second ; mais la réaction sur le cœur n'en est pas moins constante dans toutes les occasions. Elle peut être portée jusqu'au point de déterminer subitement la mort. Cet événement survient de deux manières opposées : ou par l'abolition des contractions du cœur, d'où syncope opiniâtre ; ou bien par leur excès de vigueur, d'où rupture de ce viscère, ou des gros vaisseaux contenus dans la poitrine. On conçoit que les passions, pour déterminer un désordre si funeste, doivent être portées à un haut degré d'exaltation; à moins pourtant que les organes n'y soient prédisposés par un état pathologique antérieur, comme lorsqu'il y a déjà anévrisme du cœur ou de l'aorte. Il est arrivé souvent alors que le sac adhérent à la trachée-artère ou à l'œsophage se rompît du côté de ces conduits, et que les sujets mourussent en vomissant des flots d'un sang écumeux et vermeil. Tel était peut-être le cas de cette dame qui, ayant senti choir dans son sein une grenouille vivante, qu'un oiseau de proie laissa échapper de ses serres en passant au-dessus d'elle, fut saisie d'une hémoptysie si copieuse qu'elle succomba en peu de minutes (1). La promptitude de la mort ne permet-elle pas de douter que l'hémorrhagie ait été produite en effet par l'exhalation du sang au travers de la muqueuse pulmonaire; et ne doit-on pas plutôt penser qu'il s'opéra rupture de l'aorte, et que le liquide introduit dans les bronches détermina la mort autant par asphyxie que par la perte de sang?

Lorsque les affections morales se répètent fréquemment et avec une certaine vivacité; lorsque les passions sont devenues habituelles, et pour ainsi dire chroniques, l'état d'excitation ou de constric-

(1) *Physiologie appliquée à la Pathologie*, t. I, p. 287 et 288.

tion auquel le cœur est soumis continuellement ou à des intervalles très-rapprochés, ne tarde pas à introduire des changemens notables dans son volume et dans son organisation. Ces changemens sont de deux sortes : lorsque le viscère tenu sans cesse dans un état de contraction que l'on ressent bien distinctement dans la tristesse, et qu'on exprime dans ces phrases : *cela serre le cœur ; avoir le cœur gros ;* quand, dis-je, le viscère ne se laisse distendre par le sang qu'avec peine, et sans se dilater activement, comme il fait dans l'état normal, le pouls est petit, concentré, accéléré parfois; bientôt les oreillettes et surtout la droite se laissent vaincre par l'impulsion que les ventricules contractés impriment au sang. Alors commence la lésion qu'on appelle anévrisme, dilatation. Si le sujet est vigoureux, et si l'irritation augmente la nutrition du cœur, ses parois charnues s'épaississent en même tems que les cavités prennent plus de capacité : il y a hypertrophie. Mais si le sujet est d'une constitution peu florissante, si le muscle circulatoire ne se trouve pas dans les dispositions favorables à l'épaississement de son tissu, il y a bien dilatation; mais l'énergie des mouvemens diminue, et l'on qualifie cet état du nom d'anévrisme passif.

D'autres fois les passions provoquent des phénomènes qui, opposés d'abord à ceux que je viens de décrire, finissent néanmoins par conduire aux mêmes résultats. Ainsi, la colère, et l'orgueil, qui *nous gonfle, nous bouffit,* comme on le dit, ces passions déplorables excitent non-seulement les contractions, mais encore la dilatation active du cœur; le pouls en devient plein, dur, développé. Ce viscère pousse le sang avec vigueur; et s'il existe quelque obstacle à la circulation, ou certaines dispositions que nous ne connaissons pas, l'aorte s'élargit, se distend, il se forme une poche anévrismatique qui, plus tard, à l'occasion d'un effort musculaire, ou d'une nouvelle affection vive de l'ame, ne manquera pas de se rompre et de faire périr le sujet. Ou bien, si l'artère résiste, l'excitation continuant dans le cœur y appelle avec profusion le sang et les forces vitales, sa nutrition s'en accroît, son volume augmente, ses forces deviennent excessives, ses mouvemens tumultueux perdent leur régularité; enfin la mort vient terminer la scène, soit que le cœur se rompe, ce qu'on a surtout à redouter s'il en était déjà quelque partie dilatée ou affaiblie; soit que le tissu pulmonaire et la plèvre s'enflamment consécutivement; soit enfin que l'asphyxie arrive, amenée par l'irrégularité des mouvemens de systole et de diastole.

Tels sont les effets funestes et fréquens des passions et des sensations vives sur l'organe central de la circulation ; il est à remarquer que, quoique ces causes morales agissent aussi sur d'autres viscères, le cœur est néanmoins celui de tous qui est le plus souvent affecté de ces fâcheuses sympathies. Combien de gens inconsolables des calamités publiques et particulières qui ont désolé la France pendant la révolution, ont succombé à des hypertrophies, ou à des anévrismes! Car ces lésions organiques sont bien plus souvent déterminées par les passions tristes que par les affections gaies, quelque vives qu'elles soient. C'est tantôt une jalousie concentrée, tantôt un amour opiniâtre et qui n'est point satisfait ; d'autres fois ce sont des chagrins continuels causés par la perte d'une aisance à laquelle on était habitué, par la mort d'une personne chérie, et entretenus par une disposition à la mélancolie que rien ne peut vaincre ; ce sont enfin toutes les affections morales profondes qui asservissent l'intellect à l'empire d'une idée pénible, unique et toujours présente à l'esprit.

La douleur physique, quel que soit le lieu d'où elle part, arrive toujours jusqu'au cœur par l'intermédiaire du cerveau, et occasione l'accélération des mouvemens circulatoires, des palpitations, et la syncope qui peut durer jusqu'à la mort définitive. Nous sommes bien rarement à même aujourd'hui d'observer de ces douleurs assez vives et assez durables pour déterminer ces terribles agonies. Les amis de l'humanité n'oublieront pas que c'est au malheureux roi Louis XVI qu'est due l'abolition en France des tortures de la question ; et nos lois actuelles nous préservent de ces horribles spectacles.

Le rhumatisme et l'arthritis, brusquement supprimés, deviennent quelquefois cause d'anévrisme au cœur. Il n'est pas rare de voir l'irritation des muscles locomoteurs se propager jusqu'au muscle de la circulation, et abandonner ensuite celui-ci pour se rejeter sur les premiers. Je connais deux personnes qui m'ont plusieurs fois fourni l'observation de ce phénomène d'alternative : l'une des deux est une jeune demoiselle chez laquelle il s'est manifesté dès l'enfance une grande irritabilité du cœur. Déjà, à différentes époques, je l'ai vue en proie à des accidens qui dépendaient évidemment de l'affection de ce viscère, et qui faisaient craindre pour ses jours : palpitations violentes, mouvemens tumultueux, intermittence, douleur à la région précordiale, sentiment d'oppression tantôt subit et momentané, tantôt persistant avec opiniâtreté ; infiltration d'abord des pieds, puis des jambes, des cuisses et même bouffissure de la face. Cet état se compliquait bientôt de rhumatisme affectant aujourd'hui le bras, demain l'autre bras ou les extrémités inférieures.

Alors la malade était débarrassée des douleurs précordiales, de l'intermittence, de la dyspnée, et jouissait de cette amélioration tant que les muscles locomoteurs étaient le siége de l'irritation; mais malheureusement cette irritation, avant de céder entièrement, ne manquait pas de se reporter sur le cœur, lorsqu'elle abandonnait les membres, et la guérison ne s'obtenait qu'après plusieurs alternatives de cette espèce.

Ce sont là les effets évidens d'une sympathie existant entre les muscles de relation et celui de la circulation. Mais ces organes présentent parfois des phénomènes indépendans de cette cause : on sait, par exemple, que l'apparition d'une hypertrophie coïncide souvent avec un accroissement trop rapide et trop prompt. Je ferai encore observer, quoique cela ne soit pas positivement relatif à mon sujet, que le cœur est le seul de tous les viscères de la vie de nutrition qui entretienne des rapports semblables avec les organes de la vie de relation; il est aussi le seul dont le volume soit proportionné à la stature des individus. Cette disposition du cœur est nécessaire à l'exercice régulier de la circulation, puisqu'il est en relations directes avec toutes les parties du corps, et que sa force de contraction doit être suffisante pour chasser le sang jusqu'aux extrémités.

ARTICLE III.

Sympathies des appareils de relation avec celui de la respiration.

Les organes de la respiration n'ont avec la plupart de ceux de la vie de relation que des rapports peu intimes et peu fréquens. Nous ne voyons pas que les affections de l'œil exercent jamais aucune influence sur les poumons ni sur leurs accessoires. Mais on sait que les phlegmasies pulmonaires et pleurétiques se font ressentir jusqu'à l'organe de la vue : dans la pneumonie et dans la pleurésie aiguës, l'œil est comme gonflé et plus saillant que de coutume; il devient brillant et semble s'agrandir dans la phthisie.

Le seul phénomène qui nous mette à même d'observer quelque sympathie entre l'appareil respiratoire et les appareils de l'audition et du goût, c'est la toux que l'otite détermine quelquefois, celle qui rend parfois si difficile la rescision des amygdales, et celle dont s'accompagne le travail de la dentition chez certains enfans. — Je connais deux personnes qui, dès qu'elles s'introduisent dans l'oreille le doigt ou quelqu'autre corps solide, sont prises aussitôt d'une toux sèche et convulsive.

L'éternuement consiste, comme on le sait, en une expiration forte et subite qui pousse beaucoup d'air à travers la glotte, et qui diffère de la toux en ce que ce fluide, au lieu de sortir par la bouche comme dans celle-ci, traverse alors les fosses nasales et le nez avant d'être transmis au-dehors. Or, la cause de la contraction spasmodique des muscles respirateurs qui détermine cette expiration, est toujours un mode quelconque d'irritation agissant sur la membrane pituitaire. L'éternuement est donc un phénomène purement sympathique et d'autant plus remarquable, qu'il est le seul qu'on observe entre les appareils olfactif et respiratoire.

Ce dernier offre au contraire à l'étude des relations assez fréquentes avec la peau, et qui sont dues en partie à l'analogie de fonctions, puisqu'on voit les exhalations pulmonaire et cutanée se suppléer mutuellement au bénéfice de la santé. Mais l'impression du froid ne se borne pas toujours à la suppression de la transpiration cutanée, ni à l'augmentation consécutive de l'exhalation bronchique : son action peut susciter à la poitrine un tel surcroît d'activité qu'il en résulte une inflammation de la plèvre, de la membrane muqueuse qui revêt les bronches, ou bien du tissu propre du poumon. Les portions de la peau qui recouvrent les pieds, les bras et le cou nous fournissent plus fréquemment que les autres points de la surface extérieure, l'occasion de constater les effets de la sympathie qui lie ensemble les appareils du tact et de la respiration. C'est en effet sur ces parties que l'on dirige les moyens curatifs destinés soit à modérer ou faire cesser une hémoptysie, soit à détourner une irritation fixée sur quelque viscère thoracique.

Suivant M. Broussais, les causes sympathiques du frisson occasionant à la peau le même effet que l'impression directe du froid, ces causes peuvent, par une seconde sympathie, réagir comme lui sur les organes respiratoires et déterminer leur inflammation. Nous ne saurions mieux faire que de laisser parler l'auteur lui-même. « Le refroidissement du milieu dans lequel l'homme est plongé, n'est pas, dit-il (1), l'unique cause qui soit en état d'imprimer sympathiquement aux mouvemens organiques la direction qui produit l'inflammation pulmonaire. Le frisson du début d'une fièvre continue; le même frisson répété à des intervalles différens selon le type dans les fièvres intermittentes; celui de la terreur et de toutes les passions assez fortes pour le produire; en un mot, tout ce qui fait rapporter à la peau le sentiment du froid, peut provoquer dans les capillaires de la mu-

(1) *Hist. des Phlegmasies chron.*, t. I, p. 170.

queuse bronchique le mouvement qui constitue l'inflammation ; souvent même on s'enrhume ou l'on devient pleurétique sans avoir éprouvé la sensation du froid ; il suffit que la peau ait été *décalorisée* et les capillaires extérieurs resserrés.....

» Combien de fois n'ai-je pas vu des malades tousser pour la première fois après un frisson fébrile. J'ai connu plusieurs personnes sensibles qui se sont enrhumées pour avoir eu peur. »

Ces idées sont parfaitement justes, et l'on ne pourrait se refuser à les admettre. Cela n'empêche pas d'ailleurs que dans beaucoup de cas l'estomac ne puisse, directement et sans l'intermédiaire de la peau, transmettre aux plèvres ou aux poumons l'influence sympathique que nous avons admise précédemment (1).

Certaines phlegmasies cutanées s'accompagnent constamment de l'inflammation de la muqueuse bronchique : les angines, la toux, précèdent l'éruption de la scarlatine et de la rougeole ; elles persistent même souvent assez long-tems après la disparition des taches, pour que le médecin leur accorde plus d'attention et de soins qu'il n'en porte à l'affection concomitante de la peau. — Parmi les causes propres à produire le catarrhe,

---

(1) Voyez chap. II, art. 3, p. 84 et suiv.

la pleurésie, la phthisie, on compte la suppression d'une irritation chronique et habituelle de l'organe principal du tact, telle que sont les dartres, les exutoires et lès vieux ulcères.

La peau reçoit à son tour l'influence sympathique des poumons; mais cela ne s'observe que dans un petit nombre de cas déterminés, et spécialement à l'égard de certaines parties de sa surface. Ainsi, la rougeur des pommettes, la chaleur brûlante de la paume des mains et de la plante des pieds, aussi bien que les sueurs nocturnes partielles et générales, sont des symptômes de mauvais augure qui manquent rarement dans la pleurésie, la pneumonie, la phthisie et dans l'asthme, lorsqu'il ne dépend point d'une maladie du cœur.

La respiration est, des fonctions de la vie organique ou de nutrition, celle dont les lésions sont le moins dépendantes de l'encéphale. La volonté est nulle par rapport aux muscles spécialement chargés de dilater et de resserrer la poitrine; au moins est-il bien peu d'individus qui soient doués de la faculté de les condamner à l'inaction pendant plus de quelques minutes. Ces muscles diffèrent donc en ce point et du système musculaire de relation et des muscles creux du cœur, de l'estomac, de la vessie, etc. : ils sont bien moins que ceux-ci indépendans de l'influence nerveuse, puisque la respiration cesse, dès qu'on les en prive par la section pratiquée à hauteur convenable de la moelle de l'épine et des nerfs de la huitième paire; mais ils sont aussi soustraits en grande partie à cette influence qui maîtrise constamment les muscles de la locomotion. — De plus, les passions n'agissent guère sur l'appareil respiratoire que d'une manière médiate. En effet, si la crainte, la colère, etc., déterminent parfois des soupirs, la dyspnée et l'hémoptysie, ces accidens ne sont dus qu'au trouble porté dans les mouvemens du cœur, et à la difficulté que le sang, poussé en trop grande abondance, éprouve à traverser les vaisseaux pulmonaires; si nous voyons l'engorgement des poumons et la phthisie terminer la vie des personnes tourmentées par des chagrins violens et continuels, c'est encore à la même cause que nous devons rapporter ces résultats funestes. — N'oublions pas que les éclats de rire, qui consistent dans l'expulsion subite d'une certaine quantité d'air, sont toujours ordonnés par le cerveau, qu'ils soient provoqués par une disposition morale, ou qu'ils dépendent d'une affection physique, telle que le chatouillement, une phlegmasie, etc.

Les maladies des organes encéphalo-rachidiens n'exercent sur la respiration d'autre influence que celle qui résulte des rapports physiologiques nécessaires au mécanisme de cette fonction. Ce n'est donc pas par sympathie que les lésions de la moelle épinière et de la huitième paire déterminent, comme je viens de le dire, l'abolition des mouvemens indispensables pour l'ampliation et le resserrement de la glotte et de la poitrine. Ce phénomène résulte d'un empêchement mécanique apporté à l'exercice de la synergie qui confond en un seul appareil le muscle qui se contracte, le nerf qui transmet le stimulus, et le centre d'où part l'influx obligé.

Les phlegmasies aiguës des poumons et des plèvres se font ressentir jusqu'au cerveau, mais seulement comme le ferait toute autre affection locale d'une intensité suffisante. La pneumonie, la pleurésie, se compliquent parfois de délire et même d'une inflammation des méninges susceptible de laisser des traces après la mort. Les maladies qui affectent l'appareil respiratoire, soit à l'état aigu, soit à l'état chronique, ont encore une autre manière d'agir sur l'encéphale : ainsi les tubercules, l'engorgement, l'hépatisation du poumon, l'adhérence des plèvres et les épanchemens contenus dans leur cavité, en s'opposant à la circulation pulmonaire et à l'hématose, occasionent consécutivement la stase du sang noir dans les vaisseaux de la tête, l'engorgement des veines cérébrales, et l'arrivée au cerveau d'un sang imparfaitement oxigéné. Il est manifeste que ce désordre ne doit pas être considéré comme sympathique, puisqu'il est l'effet direct et prévu de l'interruption ou des obstacles qu'éprouve une fonction qui, dans l'état normal, tient le cerveau sous sa dépendance. — Il en est autrement des convulsions que le contact d'un corps étranger engagé entre les bords de la glotte manque rarement de produire. — N'oublions pas non plus cette sorte de contraction sympathique des muscles de la face qui constitue le rire sardonique, et qu'on regarde comme signe spécial des lésions du diaphragme, particulièrement à sa partie centrale.

Le rhumatisme et la goutte répercutés ou non sont souvent accompagnés ou suivis de phlegmasies de poitrine : il est à remarquer que, dans cette circonstance, l'inflammation attaque presque toujours la plèvre et le parenchyme du poumon, de préférence à la membrane muqueuse des voies aériennes, tandis que celle-ci est bien plus fréquemment affectée que les autres parties de l'appareil respiratoire, lorsque la cause déterminante agit sur la peau.

CHAPITRE IV.

SYMPATHIES DES APPAREILS DE LA REPRODUCTION ENTR'EUX.

JUSQU'A présent nous n'avons eu à considérer que des organes relatifs à l'individu lui seul, et destinés soit à le mettre continuellement en rapport avec les autres êtres et avec les corps qui l'environnent, soit à entretenir en lui la vie végétative, et à lui procurer les matériaux nécessaires à son existence. Ici va se présenter un autre appareil d'organes à fonctions isolées, qui reste dans l'inaction pendant un tiers de la vie, et dont l'individu n'est doué que dans l'intérêt de la reproduction de l'espèce.

Cet appareil est bien différent dans les deux sexes : c'est pourquoi nous diviserons ce chapitre en deux articles dans lesquels nous allons considérer successivement les organes mâles et les organes femelles.

ARTICLE PREMIER.

Sympathies de l'appareil de la reproduction, chez l'homme.

Les testicules, leurs enveloppes et leurs cordons, les vésicules séminales, la prostate et le pénis, telles sont les parties qui constituent, chez l'homme, l'appareil de la génération.

Les testicules sont liés entr'eux par des rapports non moins remarquables que ceux qui existent, comme nous l'avons déjà vu plusieurs fois, entre tous les organes pairs. Qu'une de ces glandes soit affectée ou qu'elle ait été amputée, l'autre s'acquitte de la sécrétion du sperme avec une activité double de ce qu'elle était, et l'homme ne perd rien de ses facultés génératrices. Il est malheureux que cette sympathie réciproque s'étende plus loin, et qu'il soit si ordinaire de voir, après l'opération du sarcocèle d'un côté, le second testicule s'affecter de la même manière que le premier, et nécessiter la castration complète.

Les vésicules séminales, vu la rareté ou l'obscurité de leurs maladies, ne paraissent sympathiser ni avec le testicule, ni avec le pénis. Car leur contraction, si elle a lieu pendant le coït, ne constitue pas plus un effet sympathique, que l'écoulement de la bile pendant la digestion, et cent autres phénomènes synergiques qui rentrent dans le domaine de la physiologie proprement dite.

Il est un cas pathologique dont nous sommes fréquemment témoins, et qui nous rappelle les relations intimes de l'urètre et du gland avec l'organe sécréteur du sperme : c'est l'engorgement inflammatoire du testicule et de ses dépendances qu'on observe à la suite des blennorrhagies avortées, et qui accompagne celles dont l'intensité est extrême. Quelques chirurgiens portent alors dans le canal de l'urètre une sonde ou quelqu'autre corps étranger, dans l'intention de produire sur cette partie une révulsion qui y rappelle sympathiquement l'irritation et l'écoulement; mais cette pratique est très-dangereuse en ce qu'elle ajoute l'irritation artificielle à celle qui existe déjà, et certes il est bien préférable de combattre directement l'inflammation par les moyens connus.

ARTICLE II.

Sympathies de l'appareil de la reproduction, chez la femme.

Outre les organes génitaux proprement dits, et qui sont la vulve, le vagin, l'utérus, les trompes et les ovaires, la femme possède un appareil sécrétoire continuellement soumis à la dépendance de ces organes, et dont les fonctions, si elles n'intéressent pas positivement la génération, sont tellement liées à celles de l'appareil génital, qu'on peut le réunir à celui-ci, et les confondre en un seul dont le but est la reproduction. Les mamelles ne seront donc pas oubliées ici, et nous leur conserverons le rang qu'elles tiennent de la nature, en faisant venir leur article immédiatement après celui des ovaires et de l'utérus, de même que leurs fonctions sont toujours précédées de celles que remplissent ces parties.

Les organes de la génération sont donc et plus nombreux et plus importans par leurs fonctions chez la femme que chez l'homme ; car on les voit successivement recevoir le produit de la conception qui s'est formé dans leur sein, lui fournir pendant plusieurs mois les matériaux nécessaires à sa nutrition et à son accroissement, l'expulser avec efforts, et fournir à l'enfant, même après sa naissance, l'aliment qui lui convient le mieux dans les premiers tems de sa vie. Nous devons d'après cela trouver ici des sympathies plus intéressantes et plus multipliées que celles que les organes sexuels du mâle nous ont présentées. En effet, nous voyons d'abord que certaines affections de la matrice, son inflammation en particulier, rendent parfois douloureuses les parties externes de la génération et surtout les grandes lèvres. — On trouve encore d'autres preuves de la sympathie qui unit l'organe principal à ses annexes, dans la dilatation du col utérin à l'occasion des grossesses extra-utérines, et dans les maladies des ovaires qui reconnaissent pour cause un accouchement laborieux. — Il est en outre un fait qui, s'il était suffisamment renouvelé, démontrerait l'influence des ovaires sur l'utérus et sur les mamelles : c'est l'histoire de la jeune femme à laquelle Pott enleva ces organes sortis de l'abdomen par les trous sous-pubiens, et qui, dès ce moment, ne vit plus ses règles reparaître, sans éprouver au reste d'autres phénomènes que l'affaissement des glandes mammaires et une apparence virile presque générale.

Nous observons entre ces deux glandes les mêmes relations que celles qu'on remarque entre les testicules : même faculté de se suppléer mutuellement, lorsque la sécrétion naturelle est gênée ou rendue impossible d'un côté ; même récidive sur l'une, de la maladie pour laquelle l'autre a été enlevée.

Tantôt les seins influencent l'utérus et ses annexes, tantôt ces organes dirigent sur les premiers leur influence sympathique. On sait qu'il est des femmes qui doivent à la seule titillation du mamelon les dernières sensations de la volupté ; la réciprocité a lieu souvent dans le coït. — A peine voit-on quelques circonstances où les mamelles et la matrice restent affectées isolément. A l'époque des règles, pendant la grossesse, la gorge acquiert du volume et de la sensibilité ; et ce qui prouve que ce phénomène n'est point l'effet d'une cause commune agissant simultanément et sur les mamelles et sur l'utérus, c'est qu'on l'observe dans les cas où ce viscère ne contient qu'un polype ou des hydatides, aussi bien que lorsqu'il est rempli du produit de la conception. — Les grossesses extra-utérines déterminent aussi le gonflement des seins. — Après l'accouchement, ces organes glandulaires excités d'une certaine manière par le travail entrent en action, et tant que dure la sécrétion du lait, la matrice s'abstient de l'exhalation périodique qui lui est propre : voilà encore un effet de l'enchaînement synergique des fonctions. Mais qu'une affection morale ou l'impression du froid viennent à interrompre la sécrétion de ce liquide, aussitôt on voit se développer une métrite sympathique ; et si l'on parvient à faire avorter à tems la phlegmasie, les mamelles reprennent leur activité, et le lait coule de nouveau. — Quelle que soit la cause qui ait donné lieu à l'inflammation de la matrice, il est rare que cette affection ne s'accompagne point de douleurs aux seins ; et la sécrétion du lait se trouve entravée par là, quand la métrite survient après l'accouchement.

CHAPITRE V.

SYMPATHIES DES APPAREILS DE RELATION AVEC CEUX DE LA REPRODUCTION.

Si ces deux ordres d'appareils remplissent chacun de leur côté des fonctions tout-à-fait isolées et différentes, nous allons voir qu'ils sont loin d'être étrangers les uns aux autres quant aux affections qu'ils sont susceptibles de contracter.

Nous étudierons d'abord les organes génitaux chez l'homme, et nous passerons ensuite à l'examen du même appareil chez la femme. Plus tard, cette division nous servira encore une troisième fois.

ARTICLE PREMIER.

Sympathies des appareils de relation avec celui de la reproduction, chez l'homme.

Comme le pénis, les testicules et leurs dépendances sont tous mis en action pendant l'acte générateur, nous verrons qu'ils participent à peu près également à la production des sympathies qui dérivent de cet appareil par suite de la répetition de cet acte ; ou du moins, comme nous ne pouvons déterminer rigoureusement la part qu'y prend chacune de ces parties, c'est à l'appareil tout entier ou bien aux testicules que nous sommes forcés de rapporter le plus grand nombre des phénomènes de sympathie active.

Les organes de la vision ont avec les organes génitaux des rapports bien manifestes ; il faut remarquer pourtant que, dans toutes les sympathies qui lient ces deux appareils, c'est toujours celui de la génération qui agit sur l'autre, sans en recevoir jamais aucune réaction. Au moment de la puberté, les organes de la reproduction commençant à prendre dans l'économie le rang qui leur appartient, l'œil du jeune homme s'anime, prend de l'expression, de la vivacité, de l'assurance. — Les plaisirs de l'amour produisent l'effet opposé : après le coït, les yeux sont languissans, humides, sensibles ; la pupille est dilatée, les paupières sont légèrement œdémateuses. — Dans les excès de ce genre, la conjonctive se phlogose, l'œil se cave, le regard devient fixe, enfin l'héméralopie et l'amaurose viennent quelquefois accuser la même cause et punir le même abus. — Tissot a vu un homme de cinquante-neuf ans qui, trois semaines après avoir épousé une jeune femme, fut tout-à-coup saisi de cécité, et mourut au bout de quatre mois. — On sait avec quelle facilité la blennorrhagie détermine l'ophtalmie, surtout lorsqu'elle est traitée par les répercussifs, et supprimée sans les ménagemens et les préparations convenables. Je remarque à cette occasion que les accidens consécutifs de l'affection syphilitique des organes génitaux, ne prouve nullement l'absorption d'un virus particulier; car si ce principe morbide, dont l'existence est révoquée en doute, introduit une fois dans le torrent de la circulation, parvient ainsi à toutes les parties du corps, pourquoi ne s'attache-t-il qu'à certains tissus, à certains organes? Pourquoi le voit-on attaquer surtout les parties avec lesquelles l'appareil de la génération sympathise de préférence hors des cas où l'on soupçonne la syphilis? C'est, à mon avis, que les affections syphilitiques ou non des organes génitaux ne se répètent à l'œil, à la gorge, à la peau, etc., qu'en vertu des relations sympathiques qui doivent exister entre ces différentes parties, tout comme on les observe ailleurs. Et j'ajouterai qu'il n'est pas plus nécessaire d'admettre un virus pour concevoir les sympathies génitales, qu'il n'est besoin d'un principe particulier pour que la gastrite détermine l'arachnitis ou tout autre phénomène de même nature. C'est sur des expériences directes que doivent s'appuyer ceux d'abord qui nient l'existence du virus syphilitique, et ceux plus nombreux sans contredit qui l'admettent encore.

L'appareil de l'ouïe est loin d'être insensible aux excès vénériens, car au rapport d'un grand nombre d'auteurs à la tête desquels il faut nommer Tissot, la faculté d'entendre s'affaiblit souvent à la suite de la masturbation et de l'abus des femmes. — Hippocrate, dans le traité περι αερων, υδατων, τόπων, attribue l'impuissance si fréquente chez les Scythes à des scarifications qu'ils se faisaient pratiquer derrière les oreilles, lorsqu'ils étaient atteints d'une maladie des jambes que l'exercice continuel du cheval leur rendait très-familière aussi. Dans d'autres passages de ses écrits, Hippocrate rappelle encore cette prétendue cause d'impuissance qui paraît avoir été admise dans son tems; mais aujourd'hui nous ne pensons pas que cette opinion soit partagée de personne.

L'appareil de l'olfaction, quoique peu compliqué, ne laisse pourtant pas que d'entretenir certains rapports avec les organes de la reproduction. Tout le monde connaît ce vers fameux :

Cernitur è naso quanta sit hasta viro.

Sans croire positivement à l'infaillibilité de ce signe, j'ai plusieurs fois observé que le nez prend de l'accroissement au moment de la puberté ; je l'ai vu même, dans cette circonstance, augmenter beaucoup de volume dans l'espace de deux ou trois semaines. — Tissot dit avoir vu l'épistaxis se répéter avec les actes de la masturbation.

D'un autre côté on n'ignore pas l'influence des odeurs sur les organes génitaux ; aussi est-il une classe de femmes qui ne manquent pas de répandre dans leurs boudoirs les parfums les plus suaves et les plus pénétrans.

Nous possédons peu de faits propres à constater les relations sympathiques de l'appareil de la reproduction avec les organes du goût. Considérera-t-on comme telles les ulcérations vénériennes de la membrane muqueuse qui revêt les lèvres, la langue, la bouche enfin? Il est des circonstances, et l'on conçoit combien il importe de les distinguer, où ces chancres résultent de l'action directe d'un contact impur ; d'autres fois on les attribue à l'usage du mercure, soit que ce médicament agisse primitivement sur les parties ulcérées et sur les glandes salivaires, soit qu'il commence par surexciter la surface muqueuse de l'estomac. — Les parotides paraissent correspondre avec les testicules, puisqu'on voit parfois ceux-ci ou du moins leurs enveloppes s'enflammer et suppurer, lorsque, à la fin de certaines maladies, l'engorgement des parotides vient à se supprimer. — J'ai observé souvent que les désirs vénériens et l'érection un peu prolongée rendent la bouche sèche, et diminuent l'excrétion de la salive épaissie. — Le satyriasis au contraire s'accompagne fréquemment d'une salivation âcre que l'on compare à l'écume qui sort de la bouche des cerfs en rut. — Les baisers lascifs retentissent, comme on le sait, dans les organes génitaux, les excitent au plaisir, et ne doivent qu'à l'influence de ceux-ci la sensation voluptueuse qu'ils procurent.

Combien de preuves n'avons-nous pas des rapports qui lient à ces organes la peau en général et plus particulièrement encore certaines parties de sa surface ! A la puberté, les poils paraissent au pubis, sous les aisselles, au visage, etc. ; retranchez les testicules, non-seulement ces phénomènes n'ont pas lieu, mais il s'effacent même, si la castration n'est opérée que peu de tems après leur apparition. — Pendant le coït, la peau s'échauffe, reçoit plus de sang, la transpiration devient plus considérable ; l'éjaculation s'accompagne au contraire d'un resserrement et d'un frisson qui cessent bientôt avec la cause qui les a déterminés. — Combien de boutons, de taches, de pustules, de dartres, qui doivent leur origine aux excès vénériens ! Et remarquons que ces affections sont évidemment sympathiques, puisqu'elles suivent même les plaisirs solitaires qui ne permettent pas, à coup sûr, le soupçon d'un virus absorbé. — C'est à la tête que ces accidens s'observent le plus ordinairement : les libertins, les masturbateurs consommés portent un visage pâle et plombé; ou bien la peau de la face finit chez eux par s'injecter et se couvrir de pustules répandues sur le front, sur le nez et sur les joues. — Il arrive parfois, à la suite d'un coït impur, que les ganglions de l'aine se tuméfient et s'enflamment : beaucoup de médecins attribuent cette affection à l'absorption du virus ou de la matière purulente au contact de laquelle l'urètre et le gland se sont trouvés exposés; d'autres ne voient là qu'un effet sympathique de l'irritation de ces surfaces délicates. Ce qu'il y a de certain, c'est qu'il est des circonstances où semblable engorgement a lieu par le seul fait de la sympathie. — Je l'ai observé chez un homme après l'amputation de la verge.

Nous voyons d'autre part certaines irritations dirigées sur la surface cutanée se répéter dans l'appareil de la reproduction : le chatouillement, les fricitons, la flagellation, l'urtication, ont été et sont probablement encore mis en usage au profit des vieux débauchés. — On sait que les subinflammations de la peau, les dartres, disposent singulièrement aux plaisirs de l'amour.

L'appareil sensitif et nerveux est loin de le céder aux autres appareils de relation, quant aux sympathies qu'ils entretiennent avec les organes génitaux ; et d'abord nous en trouvons un exemple dans cet état d'érection qu'on observe quelquefois chez les pendus, et qui dépend de l'engorgement des viscères encéphaliques. Mais, en outre, qui ne connaît les puissans effets de l'imagination sur l'appareil génital ; et réciproquement combien grande est l'influence qu'exercecelui-ci sur la direction et sur l'intégrité des facultés intellectuelles ! Le sentiment de l'amour naît, dans le principe, de la perception du besoin qu'éprouvent les organes de la reproduction : bientôt l'intellect, tout occupé de ce besoin, le modifie et l'épure ; il borne les désirs à la possession d'un individu déterminé du sexe opposé, mais il emploie toutes ses facultés à se procurer la satisfaction qui doit ramener le calme. C'est alors qu'on voit le moral exalté outrepasser les besoins, et seconder merveilleusement les forces physiques. Enfin c'est par cette combinaison du besoin instinctif avec la réaction intellectuelle, que le véritable amour se distingue chez l'homme du besoin matériel qui porte les animaux à l'union des sexes.

L'imagination peut produire des effets tout opposés suivant la manière dont elle est affectée : les qualités morales d'une femme, sa résistance, sa pudeur, les obstacles quels qu'ils soient accroissent et les désirs et les facultés ; la facilité, le dégoût qu'inspirent les prostituées, rendent souvent l'homme le plus robute inhabile auprès d'elles. — Un amour violent triple ordinairement les forces ; il peut au contraire les annuler entièrement, et rendre impossible la possession tant désirée de l'objet aimé. — « J'ai connu, dit Cabanis (1), un jeune étudiant en médecine qui, dans un violent accès de jalousie, éprouva pendant plusieurs heures le priapisme le plus invincible et le plus douloureux, accompagné tour à tour de pertes de semence, et d'émission d'un sang presque pur. » — L'anaphrodisie est due parfois à une imagination frappée, et passe alors aux yeux des esprits crédules pour l'effet de sortiléges. Le moyen de la guérir consiste à s'emparer des idées et de la confiance du prétendu impuissant, et à lui persuader, sans épargner la supercherie, que le sortilége est détruit, et la virilité rétablie comme auparavant. — Chacun sait que les lectures, les assemblées, les spectacles, en rappelant à l'esprit des idées voluptueuses, excitent les organes génitaux : aussi les fait-on éviter aux jeunes gens des deux sexes, doués d'une imagination ardente, et à ceux qui sont portés à l'abus des plaisirs de l'amour. — Nous n'ignorons pas que la vue, le souvenir d'une femme peuvent,

(1) *Rapports du Physique et du Moral*, t. II.

même pendant le sommeil, occasioner des désirs vénériens et des pollutions. — Morgagni va plus loin : il prétend que de fréquentes idées lascives suffisent pour produire des varicocèles et des hydrocèles. — Les crétins, dont un des caractères principaux est la nullité des facultés intellectuelles, ne semblent animés que d'une seule pensée ; celle relative aux jouissances qu'ils peuvent obtenir de leurs organes sexuels très-développés. — Les savans, au contraire, les hommes adonnés à l'étude et dont toutes les facultés sont absorbées par les sciences, ceux-là sont et peu enclins et peu propres aux plaisirs de l'amour.

D'un autre côté, nous voyons que l'usage trop fréquent des organes génitaux diminue les qualités de l'esprit, détruit l'imagination et surtout la mémoire. Chez l'homme qui se livre à un pareil abus, les idées, continuellement dirigées vers l'objet de prédilection, vers le goût dominant, se rétrécissent, se perdent et finissent par se pervertir à un point tel qu'il en résulte un état d'abrutissement complet, ou bien de véritables manies qui se montrent rebelles à tout moyen curatif autre que la continence. — Les masturbateurs sont toujours assoupis et sont enclins au sommeil. — Il n'est pas rare qu'après s'être livrés pendant un certain tems à leurs manœuvres pernicieuses, ils soient atteints d'un tremblement universel, et de paralysie partielle ou générale. — Zimmermann, dans une lettre adressée à Tissot (1), rapporte l'histoire d'un jeune homme de vingt-trois ans qui, toutes les fois qu'il se masturbait, ou seulement qu'il éprouvait une pollution nocturne, tombait dans un accès complet d'épilepsie. Déjà Tissot avait fait cesser cette fâcheuse maladie, en obtenant du jeune homme quelques momens de sagesse, quand celui-ci retomba dans ses malheureuses habitudes : dès-lors les accès d'épilepsie reparurent comme auparavant; enfin le sujet fut trouvé mort un matin, tombé hors de son lit, et baigné dans des flots de sang.

Beaucoup d'individus chez lesquels l'épilepsie reconnaît tout autre cause, sont sujets à être atteints d'un accès chaque fois qu'ils se livrent au coït. — Cet acte, sans même qu'il fût trop fréquemment répété, a parfois occasioné des apoplexies mortelles et des convulsions diverses. — Boërhaave, Sauvages et Tissot, ont observé la contraction tétanique de tous les extenseurs du corps, résultant ou du coït ou de la masturbation. — On sait aussi que des piqûres de l'albuginée ou du testicule ont été suivies de convulsions et de tétanos.

---

(1) *Onanisme*, page 24, édit. de Lausanne.

Les muscles, les os et les articulations, sont fréquemment soumis à l'influence de l'appareil de la reproduction. Personne n'ignore que dans le rut, la chair des animaux, celle des mâles surtout, prend une odeur et un goût tout particuliers. — Au moment de l'éjaculation, les muscles sont agités d'un léger tremblement bientôt suivi d'un état d'affaissement qui n'est pas désagréable. — L'excès va plus loin : il détermine de la lassitude, un brisement, des douleurs générales qui ne se bornent pas aux muscles, mais bien qui semblent pénétrer jusqu'aux os des membres et à leurs articulations. — Regarderai-je comme sympathiques les périostoses, les exostoses, les caries vénériennes ? Je ne doute pas que dans quelques circonstances, ces affections ne le soient en effet, puisqu'on les voit, les caries surtout, attaquer les masturbateurs déterminés. Il faut avouer pourtant, que le plus ordinairement, ces accidens consécutifs arrivent trop long-tems après la suppression des symptômes primitifs de la syphilis, pour qu'on doive les admettre toujours au nombre des sympathies. Souvent alors je serais tenté de croire qu'ils sont dus à l'abus du mercure que certains médecins ont l'habitude de prescrire aveuglément, et avec d'autant plus d'opiniâtreté, que ce sont justement ses ravages qu'ils prétendent guérir par son emploi.

ARTICLE II.

Sympathies des appareils de relation avec celui de la reproduction, chez la femme.

La plupart des phénomènes sympathiques que nous avons observés dans l'article précédent sont communs aux deux sexes : c'est ainsi que la blennorrhagie du vagin peut, comme celle du canal de l'urètre, déterminer l'ophtalmie ; c'est ainsi que les accidens qui résultent de l'habitude de la masturbation et des excès vénériens, sont non moins fréquens et tout aussi funestes chez la femme que chez l'homme. Ceci nous conduit naturellement à remarquer que la perte du sperme n'est pas la cause principale de l'épuisement, de la maigreur et de toutes les infirmités qui viennent tourmenter le débauché, puisque la femme qui n'a point de sécrétion semblable, et le jeune garçon avant la puberté, sont exposés aux mêmes suites dans les mêmes circonstances. Mais ce qui mérite notre attention, c'est d'abord l'excitation outrée et continuelle des organes génitaux ; et ensuite l'irritation qu'ils transmettent aux viscères qui sympathisent avec eux. Ces réflexions ne sont point étrangères à mon sujet, puisqu'elles nous confirment dans l'opinion que tous les phénomènes que j'ai notés jusqu'à présent comme sympathiques le sont effectivement, quoiqu'il y en ait quelques-uns d'entr'eux qu'on explique quelquefois par l'absorption du sperme, ou bien par la débilité générale qui suit son évacuation excessive.

Les parties génitales externes, la matrice et ses annexes, aussi bien que les mamelles, offrent pourtant à l'observateur quelques phénomènes sympathiques propres au sexe féminin. La suppression de l'écoulement périodique auquel est soumis l'utérus, détermine fréquemment des métastases sur les appareils de relation; c'est ainsi qu'on voit les règles être remplacées par une hémorrhagie nasale, auriculaire, cutanée même, comme on l'a observé chez une fille dont l'histoire très-connue est rapportée dans le *Journal général de Médecine*, année 1811, et rappelée dans la *Nosographie* de M. Richerand. — Leur éruption qui s'accompagne ordinairement d'infiltration des paupières, de sensibilité des organes des sens, de faiblesse musculaire, etc., occasione chez quelques sujets une ophtalmie légère, chez d'autres des taches à la peau, des éruptions variées, des migraines et quelques autres phénomènes qu'on peut voir reparaître périodiquement. — La vue s'éteint momentanément dans quelques affections de l'utérus et des ovaires, et Pomme (1)

(1) *Traité des Vapeurs*, t. II, p. 108, année 1769.

admet un strabisme hystérique qu'il a plusieurs fois observé.

Il est une sympathie de l'utérus avec l'oreille qu'on a remarquée chez la truie, et dont la femme n'offre point d'exemple. Lorsque la truie est en rut, dit Barthez (1), le tems le plus favorable pour qu'elle soit fécondée est celui où elle abaisse les oreilles. Aristote et Pline sont de cet avis, puisqu'ils pensent que si cette femelle est couverte avant qu'elle baisse les oreilles, le coït est nul ou suivi d'avortement quand la conception a lieu.

Si l'on en croit Tissot, le nez devient, chez quelques femmes livrées à la masturbation, le siége de douleurs très-vives. — On ne doutera pas que l'utérus n'entretienne certains rapports sympathiques avec l'appareil olfactif, si l'on se rappelle ce goût invincible pour les odeurs les plus fétides que la chlorose inspire parfois aux jeunes filles.

L'état de grossesse influe en quelques occasions d'une manière fâcheuse sur les dents : j'ai vu une dame qui perdait un de ces os précieux à chaque couche ou fausse couche; et j'en connais une autre qui eut la douleur d'en voir tomber un grand nombre, pendant le cours d'une maladie très-grave suscitée par une tumeur ancienne de l'ovaire qui abcéda à l'extérieur, dix ans après un

(1) *Science de l'homme*, t. II, p. 9, notes.

accouchement des plus laborieux. — Pomme (1) reconnaît une odontalgie hystérique, et il cite deux femmes chez lesquelles les douleurs dentaires dépendaient bien évidemment de l'état d'irritation où se trouvait l'utérus.

Dans quelques maladies de l'appareil de la reproduction, la peau devient le siége de *crises* favorables qui ne sont que des effets de la sympathie génito-cutanée. M. Moncamp, par exemple, a vu, chez une femme atteinte d'une métro-péritonite puerpérale, se développer un érysipèle qui procura aussitôt un grand soulagement à la malade, en diminuant de beaucoup l'intensité de la phlegmasie interne. — On sait que les femmes sont très-exposées à perdre les cheveux vers les derniers tems de la grossesse, ou pendant les couches; et ce phénomène est d'autant plus remarquable, que le système pileux ne présente guère aucune autre sympathie que celle-là, quelle que soit d'ailleurs la réaction qui la détermine.

Combien d'affections de l'encéphale et de ses dépendances attribuées à l'influence sympathique de l'utérus! On connaît ce symptôme de la chlorose qu'on appelle clou hystérique. — A l'état aigu, nous voyons souvent le délire et les épan-

(1) Ouvrage cité, t. I, p. 147.

chemens au cerveau compliquer la métrite, soit qu'elle suive un accouchement laborieux, soit qu'elle résulte de tout autre cause. — Pendant la gestation, quelques femmes sont atteintes de paralysie partielle ou générale, et d'apoplexie. — J'ai vu Mme B., quelques jours après être accouchée, tomber deux jours de suite dans un état apoplectique qui dura deux heures, et pendant lequel elle rendait par la bouche un flot continuel de mucosités qui semblaient venir de l'estomac. Cet accident dépendait manifestement de la souffrance que l'utérus avait ressentie sans interruption, durant les six dernières semaines de la grossesse. — La manie est un des accidens que les femmes en couche ont le plus à redouter; car elle peut survenir à la suite du moindre écart de régime. — Enfin il est inutile, sans doute, d'énumérer tous les symptômes cérébraux et nerveux qui accompagnent l'hystérie : les auteurs sont remplis d'exemples d'épilepsies, de catalepsies, d'hémiplégies sympathiques; et je me borne ici à les indiquer, aussi bien que les effets variés de l'imagination et des affections morales sur la matrice et sur le produit de la conception. Cet empire du centre sensitif de la mère sur l'enfant qu'elle porte est au reste bien moins puissant que ne le croit le vulgaire; et, soit dit en passant, il est absurde d'attribuer à cette cause une foule de phénomènes qui n'en dépendent en aucune façon.

Quant à l'appareil locomoteur, nous voyons qu'il n'est pas entièrement insensible à l'état des organes génitaux, puisque, outre les sympathies qui sont communes aux deux sexes et que nous avons indiquées précédemment, la femme en présente d'autres exemples qui lui sont propres. Je veux parler d'abord de ces tiraillemens, de ces douleurs lombaires qui accompagnent les maladies aiguës et chroniques de l'utérus; et ensuite de la tuméfaction et du ramollissement des symphises du bassin qui ont lieu, suivant la plupart des accoucheurs, au moment de l'accouchement, et pour favoriser le libre exercice de cette fonction; tandis que d'autres regardent ces phénomènes comme accidentels et dépendant d'un état pathologique. Quelle que soit l'opinion qu'on adopte à ce sujet, il faut toujours admettre ce ramollissement consécutif ou parmi les synergies, ou parmi les sympathies actives de l'utérus.

Il est aussi quelques occasions où ce viscère sympathise passivement avec les appareils de relation : les dartres occasionent tous les jours des écoulemens dont la nature varie. — Les phlegmasies musculaires et fibreuses, répercutées ou non, peuvent aussi produire le même effet. — Nous allons voir que le froid, les affections morales, les irritations locales, suppriment la sécrétion du lait; la même chose a lieu quant aux menstrues, et cette suppression n'arrive jamais sans inconvéniens. Mais de plus nous savons que l'évacuation périodique à laquelle les femmes sont soumises, devient parfois plus abondante sous l'influence de la chaleur, des pédiluves chauds et excitans, et des émotions vives de l'ame.

Les glandes mammaires, lorsque surtout elles ont été provoquées à la sécrétion à la suite de l'accouchement, sont en rapports très-fréquens avec les organes de relation : elles sont passives dans un certain nombre de circonstances; ainsi toutes les irritations locales un peu vives, et l'impression du froid sur la peau, arrêtent la sécrétion du lait, et déterminent l'inflammation du tissu cellulaire qui entre dans la composition des mamelles; les mêmes accidens reconnaissent souvent des causes morales. — Les chagrins longuement sentis, les tourmens de la jalousie, toutes les passions tristes, sont spécialement susceptibles d'entretenir dans ces glandes un état de subirritation qui revêt tôt ou tard les caractères du squirrhe ou du cancer.

Mais si nous voulons nous procurer une idée complète de l'union des mamelles et des appareils de relation, il faut les considérer dans les cas où elles sympathisent activement avec chacun d'eux

Ici se rattachent un grand nombre de phénomènes qu'on regardait autrefois comme les suites du transport du lait sur différentes parties de l'économie, et qui ne sont en effet que de véritables sympathies. L'ophtalmie, l'amaurose, l'otite, la surdité, le coryza, l'odontalgie, l'engorgement et l'inflammation des salivaires, presque toutes les affections des yeux, des oreilles, du nez et de la bouche, peuvent être consécutives à la suppression brusque et non ménagée de l'irritation sécrétoire des mamelles. — Combien de phlegmasies de la peau, d'éruptions diverses, de dartres surtout qui reconnaissent la même cause! Quoique toutes les parties de la surface cutanée puissent être atteintes de ces affections sympathiques, il en est pourtant qui se montrent plus aptes que les autres à les contracter : telle est la peau du visage et du front, celle de la partie supérieure et interne des cuisses, celle des aines, etc. — Le tissu cellulaire sous-cutané et les ganglions lymphatiques voisins, ceux surtout qui sont rassemblés à l'aisselle, participent souvent à l'état pathologique des seins, et deviennent le siége de phlegmons et d'engorgemens divers.

Les maladies cérébrales les plus graves peuvent résulter de la simple rétrocession de l'irritation nécessaire à la sécrétion du lait. De là les paralysies, l'apoplexie, l'épilepsie, l'arachnitis aigu ou chronique et la manie, affections qui atteignent si facilement les nouvelles accouchées et les nourrices à l'occasion d'un coup d'air, d'une émotion ou de tout autre cause. —Enfin on voit des névralgies, le rhumatisme, l'arthritis, des douleurs vagues et ostéocopes qu'on est forcé d'attribuer à des métastases de l'excitation des glandes mammaires.

CHAPITRE VI.

SYMPATHIES DES APPAREILS DE NUTRITION AVEC CEUX DE LA REPRODUCTION.

Nous suivrons, pour rapprocher ces deux ordres d'appareils, les divisions qui nous ont déjà servi dans les deux chapitres précédens. Nous retrouvons donc encore ici deux articles qui correspondent à l'un et à l'autre sexe.

ARTICLE PREMIER.

Sympathies des appareils de nutrition avec celui de la reproduction, chez l'homme.

Le pharynx, l'estomac et les intestins, ont sur les organes génitaux la plus grande influence, comme aussi ils se ressentent toujours des excès dans les plaisirs vénériens. Mon père a vu un gonflement considérable du pénis survenir, au second jour d'une angine pharyngée, chez un jeune homme de dix-huit ans, que son père avait vigoureusement battu, croyant à tort que cette affection était la suite d'une blennorrhagie supprimée. — On sait communément qu'un repas modéré, une petite quantité de boissons vineuses ou alcoholiques en excitant les désirs augmentent aussi les moyens de les satisfaire. — La faim produit un effet opposé, aussi bien que l'excès contraire. — Beaucoup de gens chez lesquels la digestion est laborieuse sont peu ou point capables après avoir mangé même sobrement. — Le rectum, à cause de sa proximité des vésicules séminales est, plus que les autres portions des gros intestins, en rapport avec l'appareil de la reproduction : l'irritation que les ascarides y font naître excite l'érection, et détermine, chez la femme, des démangeaisons fort incommodes au vagin (1). — Un des signes qu'on observe constamment dans la néphrite, c'est la contraction du crémaster, et la sensibilité douloureuse du testicule qui correspond au rein malade. — Ces phénomènes se rencontrent encore lorsqu'il y a quelque calcul contenu dans le rein, la vessie, l'uretère ou l'urètre. — Qui ne connaît ces démangeaisons du gland, portées souvent jusqu'à la douleur, qu'occasione l'inflammation de la muqueuse vésicale, lorsque surtout elle dépend de la présence d'un calcul? — N'est-ce pas au moyen de rapports sympathiques analogues à ceux-ci que les cantha-

(1) Indépendamment de celles qui sont dues à la présence des ascarides qui passent du rectum dans cette partie.

rides qui produisent bien évidemment la stimulation des organes urinaires, déterminent aussi l'érection ? Ce qui me confirme dans cette opinion, c'est que le même état de la verge s'observe fréquemment le matin, lorsque les urines concentrées pendant la nuit sont devenues irritantes pour la membrane interne de la vessie.

En revanche, l'abus des plaisirs de l'amour et la masturbation, donnent lieu à l'angine, à des tiraillemens d'estomac, au vomissement et peut-être à l'inflammation chronique de la membrane muqueuse gastro-intestinale. — Ces mêmes plaisirs pris avec modération procurent de l'appétit, comme chacun le sait. — Les lésions du testicule et de ses annexes excitent quelquefois la contraction de l'estomac. — Enfin il n'est pas très-rare de voir la vessie et même les reins s'enflammer pendant les blennorrhagies intenses, comme j'en ai déjà rapporté un exemple, ou simplement par suite de l'abus du coït.

Le cœur est presque toujours passif dans les sympathies qu'il entretient avec les parties génitales soit de l'homme, soit de la femme; car les sympathies de ce viscère sont ici les mêmes dans les deux sexes. Chez l'un comme chez l'autre, la circulation est précipitée au moment qui met le comble à l'extase amoureuse, et qui correspond, chez nous, au moment où le sperme traverse le canal de l'urètre. — On n'ignore pas que les jouissances de l'amour, si propres à donner naissance aux diverses affections du cœur et des gros vaisseaux, sont aussi très-susceptibles d'en activer les progrès; et qu'ils exposent les sujets atteints d'anévrisme en ces parties à périr dans le tems même où ils se livrent à l'acte vénérien.

C'est avec les poumons et leurs dépendances que les organes de la reproduction paraissent entretenir les liaisons les plus intimes et les plus soutenues. Tout le monde a remarqué l'ardeur insatiable des phthisiques pour les plaisirs que procure l'usage de ces organes, et malheureusement rien n'est plus propre que ce genre de jouissances à accélérer le cours des maladies de poitrine. — La même observation s'applique également aux individus contrefaits, chez qui les poumons, sans être encore malades, sont continuellement retenus dans un état de gêne qui dépend du rétrécissement du thorax, et qui ne leur permet pas de se développer convenablement. — Veut-on des preuves de la réaction que les testicules exercent sur les viscères pectoraux? nous n'en manquons pas assurément : à la puberté, le cartilage thyroïde, chez l'homme, prend un accroissement et un volume plus considérables; la voix mue, et devient, après un certain tems, mâle et grave; la poitrine s'élargit, et les organes qu'elle contient, en acquérant un surcroît d'énergie vitale, se montrent plus aptes que jamais à contracter les diverses affections auxquelles ils sont exposés. — Pendant le coït, la poitrine est le siége d'un sentiment d'oppression et d'embarras qui n'est pas sans quelque volupté, et qui nous donne à connaître combien la répétition outrée de cet acte doit être funeste à celui qui ne sait pas mettre de bornes à ses plaisirs. — En effet, je le répète, l'hémoptysie et la phthisie elle-même sont très-fréquemment le prix des excès en ce genre séduisant.

ARTICLE II.

Sympathies des appareils de nutrition avec ceux de la reproduction, chez la femme.

Le lecteur judicieux distinguera facilement celles des sympathies indiquées dans l'article précédent qui sont communes aux deux sexes. Il est donc inutile de répéter ce que je viens de dire, et je me contente d'ajouter ici les phénomènes qui sont particuliers à la femme.

Les mêmes effets sympathiques qui, chez l'homme, affectent le tissu cellulaire des bourses, ont dans l'autre sexe leur siége ordinaire aux grandes lèvres, ou dans le voisinage de la vulve. C'est ainsi qu'à deux fois différentes, madame *** fut prise d'une angine pharyngée qui se termina subitement par un abcès à ces parties. — L'utérus et l'estomac sont liés entr'eux bien plus étroitement que celui-ci ne l'est avec les testicules. En effet, un verre d'eau froide, avalé mal à propos, a souvent suffi pour supprimer l'évacuation menstruelle. — Les vomitifs, les purgatifs, les emménagogues et quelques autres médicamens énergiques introduits dans les voies digestives, peuvent occasioner l'avortement, quoique le crime qui les emploie dans ce but, soit la plupart du tems puni de ses efforts monstrueux par leur inutilité même. — Je connais une femme qui s'est donné une véritable blennorrhagie à force de faire usage des poudres de matricaire et de rue, qui lui avaient été recommandées par une sage-femme dans l'intention de rappeler les règles.

D'une autre part, les affections les plus légères de l'utérus ne manquent guère de réagir sur l'estomac. Combien de femmes éprouvent à chaque époque mensuelle des vomissemens et des douleurs d'entrailles! — Les aigreurs, les nausées, les vomissemens sont les symptômes ordinaires de la grossesse, et il est rare qu'on ne les observe pas, soit seulement dans le commencement, soit pendant un espace de tems plus étendu. — Le pica est très-fréquent chez les femmes qui se trouvent en cet état, et chez celles affectées d'aménorrhée ou de chlorose. — Dans l'hystérie, la malade croit sentir un corps rond et mobile qui monte et qui descend le long de l'estomac et de l'œsophage : c'est la boule hystérique dont nous avons déjà parlé. — Les menstrues sont quelquefois remplacées par une hématémèse ou des hémorrhoïdes périodiques. — Bichat a vu deux femmes qui, pendant l'éruption des règles, éprouvaient une incontinence d'urine fort incommode. — La suppression de ce flux salutaire est comptée parmi les causes susceptibles d'occasioner la néphrite, et la production des calculs rénaux. — Enfin il n'est point de maladie de l'utérus qui n'étende sur les organes digestifs une influence tantôt légère et de courte durée, si l'affection est peu grave et passagère, comme certains écoulemens simples, un polype, etc., tantôt opiniâtre et très-fatigante, s'il existe une lésion incurable et profonde, telle que le squirrhe et le cancer de cette partie.

Je dois encore rappeler ici les tiraillemens d'estomac et les différentes incommodités que la lactation détermine chez quelques nourrices.

Quant aux sympathies qui existent entre l'appareil de la circulation et les organes génitaux, elles paraissent être les mêmes dans l'un et l'autre sexe : aussi n'en dirai-je rien ici, si ce n'est pour faire remarquer que la femme porte en elle une cause d'affection du cœur à laquelle l'homme n'est point exposé : c'est la menstruation dont les irrégularités peuvent, suivant les auteurs, donner lieu à l'anévrisme de ce viscère.

Les relations entre les poumons et l'appareil génital ne sont ni moins fréquentes, ni moins funestes chez la femme que chez l'homme. Que dis-je ! l'habitude des menstrues, la grossesse et l'accouchement exposent le sexe féminin à un bien plus grand nombre d'affections de poitrine. Combien de catarrhes, de pneumonies et de pleurésies qui reconnaissent pour cause la suppression de l'écoulement périodique ! — Le danger n'est guère moins grand, lorsque l'hémoptysie semble lui suppléer, puisque cette hémorrhagie annonce une irritation de la membrane muqueuse des bronches qui ne saurait atteindre une durée un peu longue sans devenir fatale. — Quelques naturalistes ont observé que le cou se gonfle chez le cerf en rut; et nous avons vu, chez l'homme, le cartilage thyroïde devenir très-saillant au moment de la puberté : chez beaucoup de jeunes personnes, le corps ou la glande du même nom, prend, à cette époque, un peu plus de volume qu'auparavant. Il y a mieux : depuis les siècles les plus reculés on a donné comme signe de défloration l'augmentation du volume du cou; on le voit par ces vers de Catulle :

Non illam nutrix orienti luce revisens,
Hesterno collum poterit circumdare filo.

Stahl, Musitanus et quelques autres, pensent que ce signe est infaillible; mais leur avis n'a point prévalu, et, malgré leur autorité, ce n'est pas au cou que les médecins cherchent aujourd'hui des preuves de virginité ou de défloration, qu'on a souvent beaucoup de peine à trouver dans les parties mêmes qui souffrent de l'approche de l'homme.

En terminant l'énumération des sympathies des appareils de la respiration et de la reproduction, je ne dois pas omettre un phénomène particulier à la femme, et dont les mamelles sont le siége: c'est le gonflement douloureux qu'on voit assez souvent affecter ces organes glanduleux pendant le cours ou à la fin de la phthisie.

TABLE ANALYTIQUE

DES MATIÈRES.

CHAPITRE Ier.

ARTICLE Ier.

ARTICLE II.

ARTICLE III.

ARTICLE IV.

ARTICLE V.

ARTICLE VI.

CHAPITRE V.

Pages.

CHAPITRE VI.

ARTICLE Ier.

ARTICLE II.

FIN DE LA TABLE.

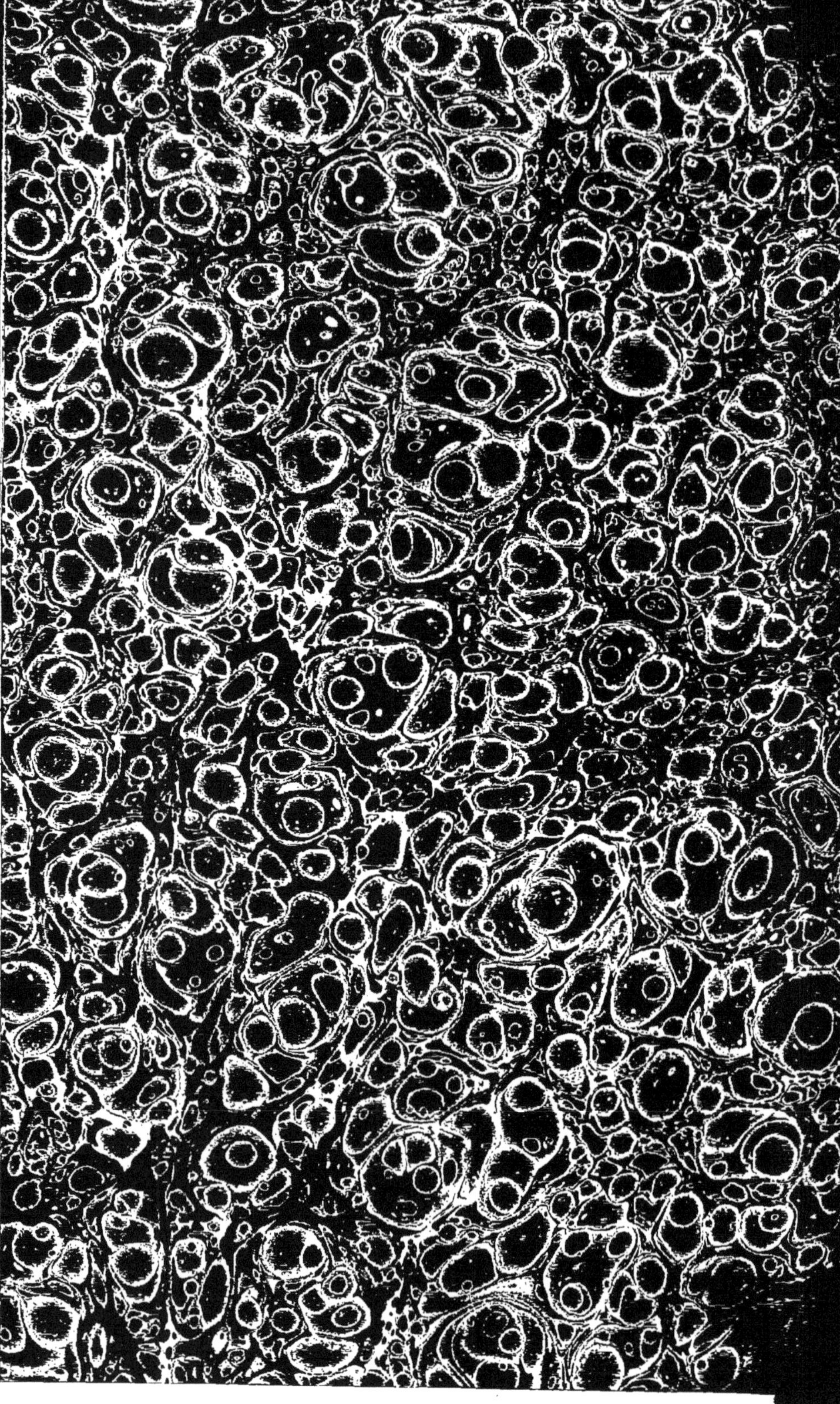

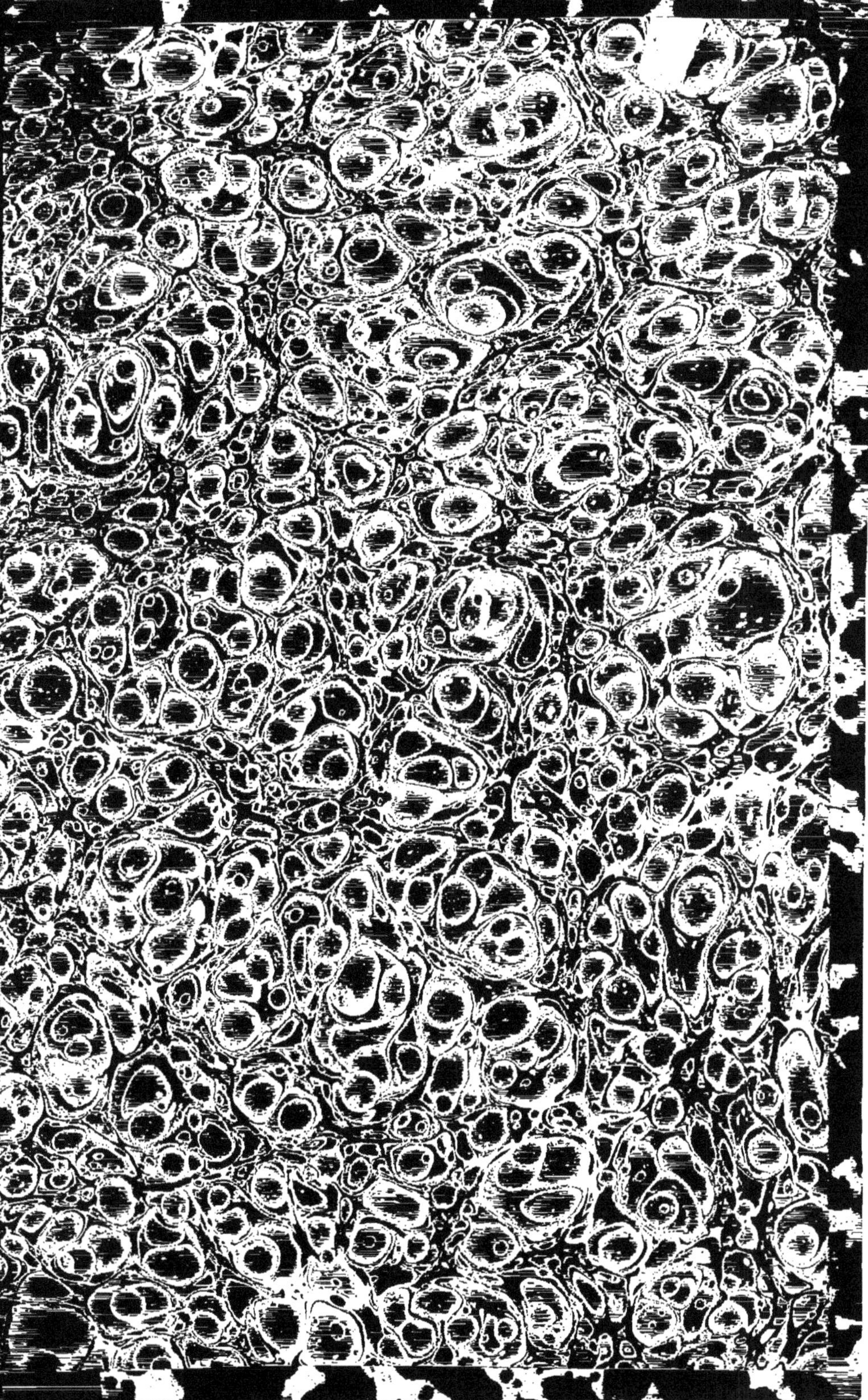

www.ingramcontent.com/pod-product-compliance
Ingram Content Group UK Ltd.
Pitfield, Milton Keynes, MK11 3LW, UK
UKHW020325230726
13925UKWH00002B/638